WAC BUNKO

習近平が隠蔽したコロナの正体

それは生物兵器だった!?

河添恵子

C

はじめに――「今までの時代には戻らない」

この四カ月強、私の〝脳裏〟は武漢ウイルスのことでいっぱいだった。

日頃から、複数の中国語メディアと英字メディアにランダムに目を通している私は、習近平国家主席が一月二十日に「感染蔓延の断固阻止」や「社会安定の維持」などの重要指示を出す、それ以前から「武漢がおかしい」ことに気づいてはいた。

だが、実のところまだ、どこか対岸の火事だった。

トランプ政権が発足し、米中新冷戦が熾烈さを増すなか、二〇二〇年の前半が世界の大転換期になるだろうと予測し、私はこの数年、「見えない戦争（Stealth War）」に注視していた。

5G元年の今年、これまで世界を〝赤く〟染めてきた中共スパイと産業スパイとの攻防が、情報諜報機関のファイブアイズ（アメリカ・イギリス・カナダ・オーストラリア・ニュージーランド）との間で熾烈化し、同時にサイバー空間が主戦場になるのではないか、と考えていたのだ。

そして、二〇〇一年九月十一日のアメリカ同時多発テロを彷彿《ほうふつ》とさせる衝撃的な映像——都市のインフラ機能が大規模に破壊されるなど——が、東京五輪・パラリンピックの直前や最中に起きるかもしれないと。

ただ、習主席の「重要指示」が出た一月二十日から三、四日間、朝も昼も夜も武漢ウイルスに関する情報収集をした段階で、私の頭は完全に切り替わった。

「見えない戦争」は、新型コロナウイルスによって火蓋が切られたのだと。武漢市の医療現場からの叫びに似た声に触れ、「一人の感染で家族全滅」といった悲惨かつ異常な事実もわかり、旧正月（春節）のシーズンで、中国から人の往来が激増する日本は大変なことになると焦った。

産経新聞社の夕刊フジ編集部から「緊急連載（新型コロナウイルス関連の第一弾）」の依頼が舞い込み、一面に発表した拙記事を目にした長年の知人で、大阪日台交流協会会長の野口一氏が一月末日、「台湾出身でコロラド州立大学名誉教授のアンソニー・トゥー（杜祖健）博士を紹介したい」と電話をくださった。

トゥー博士のご専門はヘビ毒などの天然毒で、現役時代はアメリカ政府や軍の、生物兵器に関する相談役を長年にわたり務められたこと。オウム真理教による一連のサリン事件では、「土の中からサリンを検出する方法」を日本の警察に指導された方だとお聞きした。関連する日本語書籍も、私はすぐ入手することにした。

野口さんがメルアドをお知らせくださったので、私からご挨拶メールを送ろうとしたところ、「はじめまして」とカリフォルニア在住のトゥー博士から先に、日本語でメールが届いた。

以来、「武漢発のコロナウイルス」に関して毎日二、三回のメールでのやり取りが始まった。トゥー博士が日々チェックされている情報（英語・中国語）と、ウイルスの分野にまったく素人ながら、私も乱読し「確度が高い内容ではないか」と考えピックアップしていた情報は、不思議なほど重なっていた。

博士は、過去の執筆文書や現在進行形の内容（日本語）も送ってくださった。そのお陰で、私のこの分野の乏しかった知識が一カ月ほどで飛躍的に上がった。

トゥー博士とやり取りを始めた二月初旬には、すでに世界の識者が、「武漢のウイルス研究所などから人工のコロナウイルス（もしくは生物兵器）が漏れた？」との仮説とともに、人工ウイルスの起源と犯人捜しがヒートアップし始めていた。

私はその頃、大枠で三つの仮説をたてた。
（一）一九七九年にソ連で起きた事件――スヴェルドロフスクの生物兵器研究所から炭疽菌が漏れた事件と同様、人工的なコロナウイルスが、武漢のウイルス研究所から空気のように周辺地域に漏れた。

（二）人工的に操作された、コロナウイルスに侵された実験動物（コウモリ?・）が転売され、市場で食べたり、触ったりしたことからヒトにうつっていった。

（三）ウイルス研究所の研究員が、実験室で人工的に操作していたコロナウイルスの扱いをミスって患者0（ゼロ）号になった。

すなわち、中国当局が流す、「武漢の海鮮市場でコウモリを食べた人が感染し、ヒトからヒトへうつっていった」という〝物語〟を疑い、習政権が隠蔽してきたことからも、「天然のコロナウイルスではありえない（天災ではなく人災）」と結論づけ、経験値の高いトゥー博士とのやり取りからも「生物兵器の類ではないか?」と推測した。

そして武漢のウイルス研究所、病院といった位置関係をグーグルマップで確認しながら、英語と中国語で確かな情報を収集し続け、武漢ウイルスの正体、さらに武漢ウイルスに絡む、世界の複雑怪奇なネットワークまで探求していこうと決めた。

一九三〇年に日本時代の台北に生まれ、もうすぐ九十歳を迎えるトゥー博士の情熱、あくなき好奇心にも感服した。博士も私がご自身と同類（笑）の性格を持つ作家だと、間もなく悟った。また、台湾（人）と三十年ほど親しく交流してきた〝親台湾〟の日本人であることも、双方にとって幸いだった。

日々、そのために大半の時間を費やしていた私は、(いつものことではあるが)日本のマスメディアに何ら期待はしていなかった。ただ、世界から刻一刻と出てくる情報、科学者、識者の見識、解析までをスルーする、「報じない自由」に徹する姿勢に、「中国共産党と手を携え、日本人を殺す気なのか」と思った。

台湾政府や台北市政府の顧問をしている台湾人の大親友が、早々から日本の無策ぶりに驚き、「安倍(呼び捨てだった)は一体何している!」と怒り、私に「眠れない」とLINEで連絡をしてきた。東京に暮らす娘のことが、心配で仕方なかったのだ。

私のせいではないが、日本のふがいなさに申し訳ない気持ちになった。

気づけば、台湾では武漢ウイルスに関する情報をテレビでガンガン流し、解説をしていた。何より蔡英文政権の「国民ファースト」での初動はお見事だった。

習近平政権による「五十日ほどの隠蔽工作」によって(私はだから「習隠蔽」政権と呼んでいる)、各国の防疫対策が後手にまわり、パンデミックに陥り、現在進行形で、地球上に多くの感染者と死者を出している。

普段は、眉をしかめて責任論やら人権や人命やら声高に叫ぶテレビの論客という名の〝電波芸者〟が、この基本的な事実すら触れようとはしない。大手新聞も、媚中で透明性に欠ける、WHO(世界保健機関)とテドロス・アダノム事務局長の話を素直に報じていた。

ジャーナリズムは死に、政治、国会もまともに機能していない……。日本の中枢が、中国共産党の手足に成り下がっていることをあらためて痛感した。

その後、来日したトゥー博士と三月八日に私はネットTV「林原チャンネル」で独占対談をした。夕刊フジには毎週一面で書き、他のネットTVでも複数回「武漢ウイルス」に迫ったことから、私のもとへ国内外から具体的な情報が舞い込むようになっていた。

それによって、私のやる気はますます加速した。世界がどのように今、動いているのか、そのことを含め一人でも多くに届けたい。使命感にも似た、そんな気持ちだった。

生命に対して真摯かつ純粋な学者たちは「どうやったら一人でも多くの命が助かるのか？　無駄死を避けられるのか？」などと考え日々、研究に邁進している。だが、その逆で、「いかに上手くピンポイントで人を暗殺できるか？　大量に絶滅させられるか」について熱心に研究する類、研究開発を指示する支配者（国家）は存在するのだ。それと、たとえ核兵器が地球上に存在しない時代が来たとして、それがすなわち恐怖の兵器が地球上からすべてなくなることを意味するのか？　残念ながら、それはあり得ない。

不幸中の幸いとして、日本にはこの度、「殺人レベルの高い武漢ウイルス」が深く広く浸透しなかった。世界の識者や情報機関は、人工のコロナウイルスが六、七種類あると記していることもわかった。

ただ、経済は今後、広範囲にダメージを受ける可能性があると危惧《きぐ》している。疫病学者ら専門家は、「日本は防疫で優等生だったが、感染の第二波もある」と語っているが、そのような近視眼的な警鐘だけにとらわれていると「中国発の大恐慌」の余波をモロ受けることになりかねない。

日本は、ウイルスが怖い（潜在意識のなかで恐怖を煽《あお》られる）→ステイホーム（経済活動を優しいスローガンで自粛させる。「陽性になったら周囲に迷惑をかける、恥ずかしい」と考え、ルールを順守する日本人だから）→テレワーク、ソーシャル・ディスタンス（経済の弱体化、企業と被雇用者はじめ人間関係の切り離し）→企業倒産や大量解雇（失職）、中小企業の経営者らの自殺増といった流れで、抜本的な変革を促される謀略のなかにあるのではないか、と考えている。

ポスト・コロナという表現も出るなか、一世紀近く世界を見続けてきた超大物の一人、アメリカのヘンリー・キッシンジャー元国務長官は「今までの時代には戻らない」

と語った。欧州復興開発銀行の初代総裁で、歴代フランス大統領のブレーンでもある欧州の超大物、ジャック・アタリ氏も、「コロナは世界秩序を完全に変えるだろう」「経済は全く新しい方向に設定し直す必要がある」と語っている。

世界の秩序が抜本的に変わっていく（変えていく）動き、発言が先進国のスタンダードになっている。原爆を投下され多くの尊い命を失った七十余年前の敗戦国・日本とは異なるが、新たな百年の秩序が本格始動するまで、我々日本人は、真綿で首を絞められたまま〝薄暗いトンネル〟を歩いていくのだろうか。

しょっぱなから何か、暗い話にもなってしまったが、事実を見聞きし、世界を俯瞰し、行動することが、リスクマネージメントでありサバイブだと私は考えている。

何より、日本はそのトンネルを抜けた先が「雪国」でも氷河期でもなく、脱中国共産党＝脱〝赤い毒牙〟の新生日本であることを心から期待したい。

◇　◇　◇

この場をお借りして、武漢ウイルスに関連する情報収集と執筆のために背中を押してくださり、さらに『習近平が隠蔽したコロナの正体――それは生物兵器だった⁉』

でも引き続きサポートくださった、すべての方々に感謝の意を述べさせていただきます。本当にありがとうございました。

日本のジャーナリズムが蘇生するのかしないのか、私にはわかりませんが、新しい百年の助走を始めているなかで、真実がもっと日本に広く伝わることを願って「おわりに」のような「はじめに」の筆を置きたいと思います。

二〇二〇年六月吉日

ノンフィクション作家　河添恵子

習近平が隠蔽したコロナの正体
それは生物兵器だった!?

目次

漢P4実験室から生物兵器が漏れた」との説／中国政府はアメリカに先に伝えた？／七十都市が封鎖、北京も〝毒都〟に／中国共産党政府の〝ご都合主義なフットワークの軽さ〟を絶賛／習政権は、昨秋から戦争の準備をしていた／一月五日に武漢ウイルスのゲノム配列の解読に成功／求人に奔走する葬儀屋／暫定三時間だけ封鎖が解除され武漢から〝大脱走〟／「新型肺炎の流行は、グローバル化の流れを変える出来事だ」／日本ウイルスに偽造しようとした

第三章

地図から消えた「新しいラボ」とフランスの深い〝闇〟

武漢に二カ所ある「中国科学院武漢病毒（ウイルス）研究所」／「新しいラボ」ができるまで／「地図上」から地名とともに消えた／「フランス中国基金会」のフランス側の顔ぶれ／メリュー家と中国の深淵な関係／「最も中国との関係が古い地」リヨン／殺人疑惑のある人物もメンバー／南普陀（Nanputuo）プランの恐ろしさ／HIV博士が「ウイルスは人工的、武漢の研究所でつくって漏れたのだろう」／「生物兵器庫と化してしまうのではないか？」との不安／フランスの「言い分」は「言い訳」か／「海鮮市場から出たというのは美しい伝説だ」

第四章　エリザベス女王の本気度と惨澹たるイタリア　137

コロナウイルスとの戦いに成功する／皇太子の中国共産党嫌い／英王室はサバイブの歴史／イタリア北部の異変／乗っ取られた繊維産業／「鉄のカーテン」を仕掛けた／ニコライ二世の運命を辿るのは……

第五章　鍵はリケジョ（理系女子）——スパイなのかそれとも？　155

「走出去（海外へ行け）！」／ツイッターの独立取締役——不可解な人事／「千人計画は刑務所計画だ」／「外専千人計画」に選ばれたダブルスパイ？／「第二の党校」ハーバード大学ケネディスクール／FBIの「指名手配者」／カナダの研究所に所属した中国人夫婦と突如、死んだケニア人研究者／感染0号が疑われた女性研究員は今どこに？／生物医学・ゲノム研究センター「ブロード研究所」の論文／オンナの戦い？　それとも派閥争い？／二〇一五年から新型コロナを想定したワクチン開発を始めた？／王岐山国家副主席の隠し子？　との噂

装幀／須川貴弘（WAC装幀室）

第一章

アンソニー・トゥー（杜祖健）博士が語る武漢ウイルスの正体

人工ウイルスが外部に漏れ出た可能性

「新型コロナウイルス（COVID-19）が天然なのか人工なのか、日本は本当に議論していないのですか？」

二〇二〇年三月初旬に来日したコロラド州立大学名誉教授のアンソニー・トゥー（台湾名は杜祖健）博士がまず驚き、私やその周囲にも何度か尋ねたのはこの言葉だった。

一九三〇年、日本時代の台北市で生まれたトゥー博士は流暢《りゅうちょう》な日本語を操る。台湾大学理学部卒業後に渡米。ノートルダム大学、スタンフォード大学やイエール大学で生化学研究に従事し、コロラド州立大学教授になった。

専門はヘビ毒など毒物。ソビエト連邦の構成国ウズベキスタンが開発していた毒素兵器の一つが「コブラの神経毒」だったことで、一九八〇年代より米政府の生物兵器に関する相談役を長年にわたり務め、毒物のデータベース作成でも協力している。

生物化学兵器に携わる者なら、基礎知識を持たなければならない天然毒に関する英文の専門書（八巻）を出し、この分野においての世界的な権威と言える。

日本でも『毒蛇の博物誌』(講談社・一九八四年)、『化学・生物兵器概論』(薬業時報社・二〇〇一年)、『生物兵器、テロとその対処法』(薬業時報社・二〇〇二年)などを発表。さらに、日本全土を震撼させたオウム真理教による一連のサリン事件で、「土の中からサリンを検出する方法」を日本の警察に指導し、この功績により二〇〇九年に旭日中綬章を受章している。

トゥー博士は、こう回想する。

「松本サリン事件が起きた時、日本の警察はサリンを誰がどこで製造しているか確かな証拠をつかめずにいました。日本から打診があり、少し躊躇しましたが思い切って米陸軍に電話をしてみたところ、『相談して返事する』とのことでした。

二週間たって返事がなければ、また催促の連絡でもしようと考えていたら、翌朝、大学の研究室に行くと、いきなりファックスがガラガラと音を立ててね。米陸軍から計三十一枚のペーパーが届いた。

三十一枚をすぐ、日本の警察に転送しました。米軍が示した方法で、日本の警察は土からメチルホスホン酸を検出し、オウムが上九一色村でサリンを製造している証拠をつかんだのです。このお手伝いができたのは、私が以前からアメリカ政府のお手伝いしていたからだと光栄に思います」

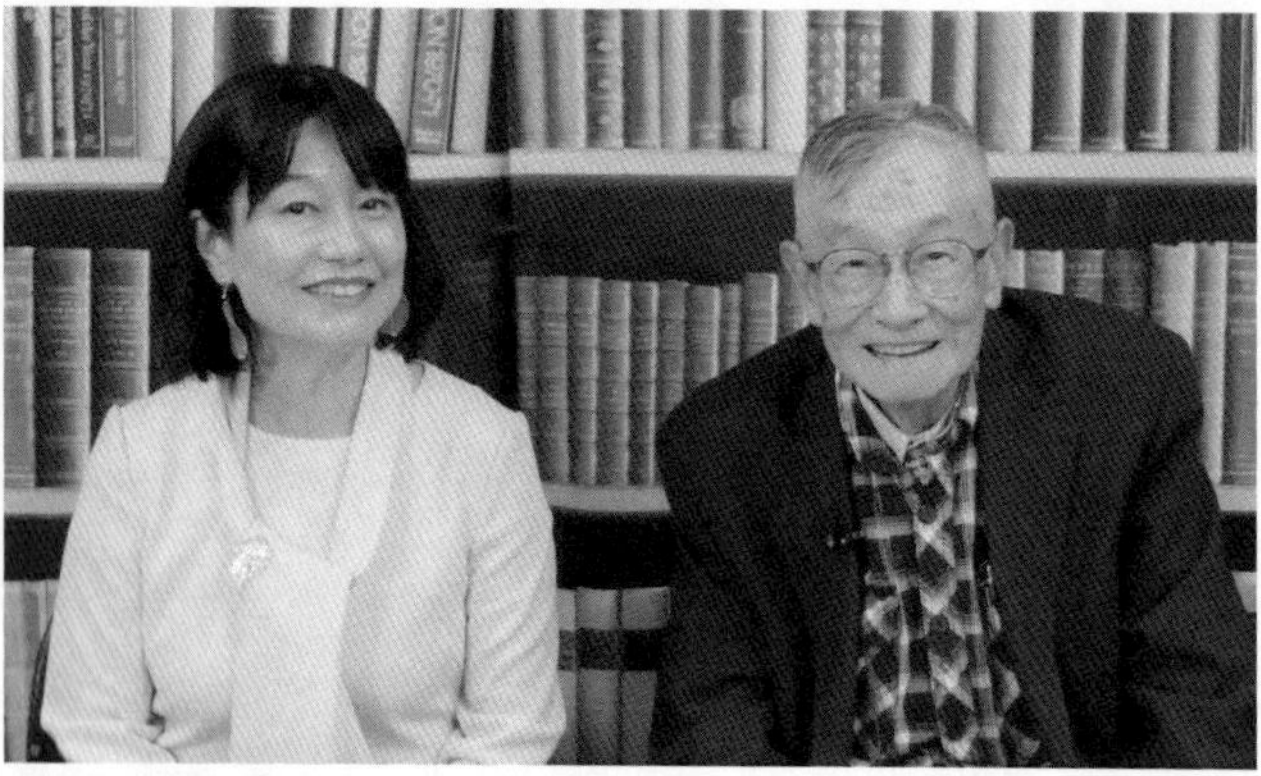

ネットTV「林原チャンネル」にてアンソニー・トゥー（杜祖健）博士と筆者は独占対談した（2020年３月８日）

オウムの元死刑囚・中川智正と獄中で十五回面会を重ね、二〇一八年に『サリン事件死刑囚 中川智正との対話』（角川書店）も上梓した。

私はネットTV「林原チャンネル」で、トゥー博士との独占対談を収録（三月八日）した。ただ、それ以前の二月初旬から「武漢発コロナウイルス」に関して、ほぼ毎日のようにメールでやり取りを始めていた。博士は過去の執筆文書や現在進行形の内容も送ってくださった。お陰で、私のこの分野の知識は一カ月ほどで飛躍的に上がっていった。

武漢市の漢口が古くから毒物研究のメッカだったことを熟知しているトゥー博士は、二月初旬の段階で、メールにこう記している。

「毒素・生物化学を研究する研究所から、人工ウイルスが外部に漏れ出た可能性があると考えました。意図せずして漏れるということは、やはりあり得るのです」

トゥー博士は、そして一九七九年にソ連で起きた炭疽菌事件の話をしてくれた。

「一九七九年、スヴェルドロフスクの住民が多数（一説には六十八名）死亡した事件がありました。ソ連当局は、『腐った羊肉を食べたことで、炭疽菌《たんそきん》が蔓延し住民が死亡した』と発表しました。しかしアメリカは、『生物兵器研究所から漏れたのだろう』と推測しました。ソ連崩壊後に、科学者を現地へ派遣して調査をしました。結果はアメリカの予想通り。事件は生物兵器研究所からの炭疽菌の漏洩《ろうえい》でした。空調のパイプが詰まっていて、炭疽菌が別のところから漏れ出てしまい、住民が亡くなったというのが真実だったのです」

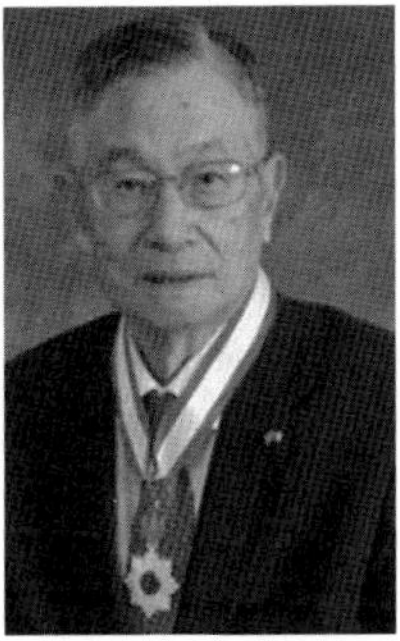
オウムの一連のサリン事件で、「土の中からサリンを検出する方法」を日本の警察に指導。この功績により２００９年に旭日中綬章を受章したアンソニー・トゥー（杜祖健）博士

中国当局は新型コロナウイルスについて、当初から「武漢の華南海鮮卸売市場で売っているコウモリを食べた人から感染が拡大した」との主張を繰り返し、わざわざ若い女性がコウモリを美味しそうに食べる映像まで拡散した。世界に対して印象操作を始めていた。

すなわち、「同じ類の詭弁ではないか」とトゥー博士は示唆したのだ。

P4はほとんど生物兵器のため……

ジョージ・ブッシュ(パパブッシュ)大統領が一九八九年に署名した「生物兵器禁止条約」の国内法を起草したフランシス・ボイル・イリノイ大学法学部教授は、二月上旬にインドの英字メディアで「新型コロナウイルスは攻撃的な生物兵器だ」と衝撃的な内容を語っている。この考えについて、トゥー博士は、「もし、武漢の研究所でウイルスを作っていたとしたら、やはり攻撃用でしょう。流行っていないものを研究する必要はありますか?」と淡々と語った。

「一九八九年に中国に行った時には、武漢でも講演をする予定だったけれど、滞在中に天安門事件が起きて行けなくなった。最後に中国に行ったのは二〇〇六年頃、北京の生物兵器研究所に依頼され講演をしました。研究所の所長ではなかったのですが、生物兵器に絡む部署の女性主任が講演終了後、『私たち、P3ができたのですよ!』と非常に喜んだ様子でね。『見ませんか?』と誘われたので見せてもらいました。スイスの国防研究所も訪ねたことがありますが、同じP3でした。その上のランク、P4というのはもうほとんど生物兵器の開発のため、しかないでしょう」

トゥー博士は笑いながら、こう補足をした。

「中国政府は『生物兵器とはまったく関係がない、嘘だ』と言いますが、自分から『作っています』なんて言うはずがないでしょう」

次章以降にも登場する「P4」「P3」の用語について、ここで簡潔に記そう。

細菌・ウイルスなど微生物・病原体などを取り扱う実験室・施設の格付けで、生死に関わる重篤な事態となり、人から人へ感染し、治療法や予防法が確立されていないエボラウイルス（P4レベル）や、SARS（重症急性呼吸器症候群）（P3レベル）などを研究する実験室を意味する。「レベル4」が最も毒性が高く、「BSL—4（バイオ・セーフティ・レベル4）」との呼称もあるが、物理的封じ込め（Physical containment）、病原体（Pathogen）、防御レベル（Protection level）の略として、最近は頭文字のPで実験室レベルを示している。

早々から「武漢ウイルス」情報を多角的に報じていた台湾メディアを、日々確認していたトゥー博士は、習近平国家主席が武漢肺炎の感染者数をコントロールするため、北京から派遣された人物が、生物兵器の専門家であることにも注目していた。

浙江大学を卒業して人民解放軍に入り、生物兵器の専門家となりアフリカに派遣されてエボラウイルスの研究をした陳薇氏、女性の少将である。

「中国の生物兵器研究のなかで、トップの人材を武漢に派遣したようです。台湾メディアは『感染症を収束させるためなら、本来は医学の専門家を送り込むべき。ところが生物兵器の専門家のトップを送り込んでいるので、やはり武漢のウイルス研究所が関係あるのではないか』と言っていました。こういう話は、間接的とはいえ頷ける要素でしょう」

Ｐ４レベルのエボラウイルスの説明を、トゥー博士の執筆内容からかいつまんでここに補足する。

――エボラ出血熱はウイルスによる病気で、死亡率が高く皆に怖がられている病原菌である。エボラウイルスは猿に存在するが、どの猿にもあるとは限らない。またその培養が難しく、誰でもすぐ作れる類ではない。テロリストは簡単に入手、もしくはすぐ作れるものを選ぶ。だからエボラウイルスは死亡率が高いにもかかわらず、テロリストが作る可能性は低い。そのため、エボラウイルスはむしろ国家が生物兵器として開発する可能性が高い――。

また、反中国共産党系メディアや台湾メディアからは早々に、「実験に使った動物は殺処分しなければならないのに、研究員や業者が転売、横流ししているのではないか」「実験で使われた動物を誰かが食べて、人から人へウイルスがうつったのではないか?」との内容が散見した。

「それもあり得る話だと思います。ソ連が崩壊した時、私宛てにロシアから多くの電話や手紙を貰ったことがあります。それは『ヘビ毒を買わないか』というものでした。ロシアの生物兵器研究所の関係者らが、研究所にあるヘビ毒を横流しして私に売ろうとしたんだ」

猛毒が国境を越え、空を飛ぶ——。これを想像するだけで恐ろしいが、トゥー博士の長年の経験からの推測には説得力がある。

「台湾でも実は、生物兵器研究所で培養していたSARSウイルスが漏洩したことがあります。すぐ収束できて大事に至らなかったことは幸運でした。だから台湾人の大部分はこの事件を知らないし、生物兵器研究所がそもそも台湾にあることさえ知りません。私はこの研究所に何度も行っているので少しはわかります。友人にこの研究所の話をしたら驚いて、『将来、家を買う際にはその周辺に買ってはいけない』と。彼の考えは正しいです。やはり万が一、漏れるってことがありますから」

中国に関してほぼダンマリを決め込む日本のマスメディアとは異なり、一月下旬以降、世界はさまざまな情報を怒涛の如く出し始めている。

そのようななかで、トゥー博士は「比較的信用ができる報道、わりと確度の高い情報だと感じたのが台湾からとアメリカ在住の中国人が出している情報です。中国に親戚がいたりして、さまざまな情報が入るんでしょう」と語っている。

在米の中国人といえば、中国共産党系（主に江沢民一派）とその子孫、反共産党系（法輪功学習者や地下教会＝クリスチャン系等）とその子孫、ノンポリの留学生や商売人、中国大陸や台湾生まれの中国国民党（外省人）系とその子孫、鉄道敷設に携わった苦力（労働者）出身の末裔など、移民一世から四世あたりまでいる。

そして、トゥー博士のように日本時代の台湾に生まれ育った世代、国民党の蔣介石政権時代に地下運動・独立運動をして移住した台湾人は、彼ら中国人とは違う「台湾人」である。

補足すると、カリフォルニア州でトゥー博士が日々チェックされている情報と、ウイルスの分野にまったく素人ながら、私が中国語と英語で乱読し「確度が高い内容ではないか」と考えピックアップしていた情報は、不思議なほど重なっていた。

毒物学者として二十世紀、米政府や国防総省に「選ばれた」権威の一人であり、日本でも貢献された（父と同年生まれの）トゥー博士に、背中をドンと押された気持ちで、私は情報収集と発信を続けていく気持ちが固まった。

コウモリのウイルスは自然には人に感染しない

生物化学兵器、そして毒性学の世界的権威であるトゥー博士は、こう続ける。

「この度の武漢ウイルスについて、『生物兵器ではない』という識者も確かにいるようです。ただ、その根拠といえば、『ばい菌やウイルスは、いずれ自分の所に戻ってくるから、そんな危ないものを使うはずがない』『中国は生物兵器禁止条約（ＢＷＣ）に加盟しているから』という希薄なものでしかありません。

アメリカで同時多発テロが起きた二〇〇一年九月十一日の一週間後と十月九日の二度にわたり、炭疽菌が使われたテロ事件が起きました。ですから使われる可能性は、十分あるのです。生物兵器や化学兵器は、人間のみならず家畜や動物、穀物や植物も対象ですから、誰が何の目的で作っているかはわかりません。

ただ、多くの国が準備していると考えられます。アメリカでは、防御のための研究は良いと定められています。ですから、敵国の情報収集が最も重視されています」

さらに、トゥー博士は後日、世界が注視する中国科学院武漢病毒（ウイルス）研究所の「Ｐ４実験室」在籍の石正麗《せきせいれい》主任を中心とした研究チームが二〇一五年十一月、米科学雑誌『Ｎａｔｕｒｅ Ｍｅｄｉｃｉｎｅ』に発表した論文の存在を知ると、こう述べた。

「同研究チームは、コウモリから抽出したＳＡＲＳウイルスを、種の壁を越えて感染させる研究を重ねていたそうですね。ＳＡＲＳウイルスに手を加えることで、ネズミの呼吸器にダメージを与えるウイルスの開発に成功した、と発表しています。霊長類への応用も示唆していました。

研究目的を、中国側は『ワクチンの開発のため』と理由づけるのかもしれませんが、流行していないウイルスのワクチンを研究するのは不自然です。それと、この研究からもわかるように、コウモリのウイルスは人には自然に感染しないのです」

二〇二〇年一月三十一日に、デリー大学とインド理工学院の研究者ら（筆頭執筆者はインド理工学院のプラシャント・プラダン研究員）が「ｂｉｏＲ*ｘ*ｉｖ」で発表して注目された論文「2019-nCoVスパイクタンパク質のユニークな挿入物とHIV-1 gp120及びＧａｇとの不思議な類似性」（その後、削除された）についても言及した。

「なかなか興味深い内容でした。論文によると、ＨＩＶウイルスと武漢ウイルスの突起部分が一部酷似しているそうです。ＳＡＲＳウイルスの遺伝子配列のなかに、ＨＩＶウイルス由来の遺伝子配列が四つ人工的に挿入され、人に感染しやすくしたのが今回の新型コロナウイルスだという内容です。ただ、この論文は査読前のもので欧米からの批判も出たからか、研究者が取り下げました」

私にとって初耳の「bioRxiv」について調べてみると、NY州ロングアイランドにある民間非営利財団コールド・スプリング・ハーバー研究所が運営しているサイトで、生物学のプレプリントポジトリというカテゴリー、すなわち「査読される前の論文サイト」ということのようだ。

理論上、人工的にいくらでも有毒のタンパク質を作れる

トゥー博士は、近年の遺伝子工学の進歩について諸刃の剣になっている事情を、わかりやすく教えてくれた。

「遺伝子工学の発展は人類に対してポジティブな貢献をしていますが、新しい毒素兵器の創造や改良にも使われ、それをいかに防衛するかが難しくなっています。タンパクならそれを作る遺伝子のDNA配列さえわかれば、理論上、人工的にいくらでも有毒のタンパク質を作ることができます。

遺伝子工学によって新しい毒素兵器を開発できる以外に、従来の生物兵器にも影響

を及ぼすようになりました。たとえば抗生物質への耐性の強い病原性細菌に改造する、人間の免疫性を弱くする菌や毒を遺伝子組み換えで作ることも出来ます。その他、人造的に伝染性を高めたり、入体経路が容易な細菌に変容させたりすることも。

私がアメリカの生物兵器の研究所で聞いたのは、米陸軍は生物戦や毒素兵器戦に対応するため、研究テーマは毎年刻々と変わるということでした。相手国が何を準備しているか、その情報を得ることが毒素兵器や生物戦での防御に不可欠な要素なのです。ですから、情報をもとに対応する防衛を準備します」

リタイアの身ではあるトゥー博士だが、探求心は現役時代と変わらない。そのため近年も米陸軍に注目される「働き」をした。北朝鮮の金正男氏が二〇一七年二月、マレーシアのクアラルンプールの空港で猛毒の神経剤ＶＸで殺害された事件について論文を発表したのだ。

「金正男氏の殺害の際には、毒の化合物が使われました。インドネシア人の女性がまず彼の顔に何かをくっつけ、そしてすぐにベトナム人の女性が顔にくっつけたでしょう。私はこの映像を観てバイナリシステム（binary system）だと直感しました。米陸軍が考案した方法なのですが、ＶＸ神経毒剤は非常に危険なので二つに分けます。分けておけば、どこかに置いていて爆破されても影響しません。二つをくっつけると、

ＶＸ神経毒剤になります。

金正男氏の殺人に関わったインドネシア人女性とベトナム人女性は、違った薬品を別々に彼の顔に塗ったのです。金正男氏の顔で、二つの薬品がくっつきＶＸ神経毒剤となって殺害されたのです」

「金正男氏殺害はバイナリシステムを使った」という学術論文を発表したのは、世界でトゥー博士だけだったという。反響も大きく、二千七百人がその文章をダウンロードし、ドイツのリサーチ系からの通知では千八百数十人が論文を読んだという。

それだけではなかった。ある日、三人の米陸軍関係者がワシントンＤ．Ｃ．よりトゥー博士のもとを訪ねて来たのだ。

「私の住所を税務署の納税記録から探しあてて、尋ねて来て、私のデータを写して帰っていきました。その後、ワシントンで専門家が集まって検討した結果、私が言うバイナリシステムが正しいとの結論に至ったそうです。アメリカ政府は『北朝鮮の化学兵器は進んでいる』という判断でした」

ｉＰＳ（人工多能性幹細胞）の開発で二〇一二年にノーベル医学・生理学章を受章した京都大学の山中伸弥教授に象徴される、日本の理系スーパー頭脳をはじめ、生命に対して真摯かつ純粋な学者たちは「どうやったら一人でも多くの命が助かるのか？

無駄死を避けられるのか？」などと考え日々、研究に邁進しているはずだ。

だが、その逆で、「いかに上手くピンポイントで人を暗殺できるか？　大量に絶滅させられるか」について熱心に研究している類、研究開発を指示する支配者（国家）があるのだ。

たとえ、核兵器が地球上に存在しない時代が来たとしても、それがすなわち恐怖の兵器が地球上からすべてなくなることを意味するのだろうか？　世界には生物化学（ＢＣ）兵器、毒物兵器という「目に見えない大量殺人方法」が存在する。この事実すら脳裏に浮かばない国民が大多数を占めるのは、日本くらいなものではないのか？

ソ連が開発した毒素兵器

アメリカは一九六九年の米ソ冷戦時代に、リチャード・ニクソン大統領が生物兵器・化学兵器の放棄を宣言し、一九七二年の生物学及び毒素兵器の会議では、百四十カ国以上が、生物兵器による脅威をなくすことに合意。そして一九七五年一月二十二日に、ジュネーブ議定書を批准し、生物化学兵器（ＢＣ兵器）の使用を禁止するに至っている。

そのアメリカにおいて、「純粋な学術研究」に邁進していた台湾出身のトゥー博士が、政府や軍と関係を持つことになった経緯について、こう振り返っている。

「ニクソン大統領が放棄について言及するまで、アメリカは多くの化学兵器を所持し、生物兵器の研究も盛んだったのです。ただ、世界最強で最大の軍事力を持っているアメリカは、こういう非道な兵器を使わなくても、通常兵器で世界中のどの国とも戦う自信があったのでしょう。BC兵器の政策、貯蔵、使用のための準備をストップし、そのための施設・設備も次々と破壊していきました。

だから今、アメリカは優位に立てるわけです。他国がBC兵器を作ったり、使用したりすると『こんな非人道的な武器で人を殺すのはけしからん』とお説教できるわけですから。自国が開発を続けていたら、言いにくいでしょう。

対照的に、ソ連はBC兵器の開発を密かに続け、その結果が毒素兵器の誕生でした。ソビエト科学アカデミー（現ロシア科学アカデミー）の総裁だったオブチニコフが、毒素兵器の考案者でした。そのため彼の死後、毒素兵器を研究するシェムヤキン研究所は、シェムヤキン-オブチニコフ研究所に改名されました。

ソ連が毒素兵器を作っていることをアメリカが嗅ぎつけたのは、一九八三年でした。この分野で、ソ連と十数年のブランクと格差が生まれていたわけで、アメリカは焦り右往左往したはずです。

天然毒を使った毒ガスで、いろいろな天然毒で毒素兵器を作っていたのです。その一つが、当時、ソ連の構成国だったウズベキスタンの研究所で作っていた、コブラの神経毒を使った毒素兵器でした。コブラの毒のなかに含まれる強力な神経毒を取り出し、その性質を調べ、毒素兵器として大量に生産するためクローンにしていたのです。なぜ天然毒が毒素兵器として使われるのか。基本的に天然毒の毒性は、合成した化合物の毒性よりもはるかに強いのです。

それで、ヘビ毒の学術研究を長く専門としていた私に声がかかりました。一九八三年の終わり頃でした。政治的なこととは無縁だった私に、アメリカ政府との関係ができ、時々呼ばれるようになり、相談役になりました。政府からは質問が中心で、私が答えるというのが初めのパターンでしたが、役に立ったからでしょう。もっと深い関係になりました」

世界で超一流の学者であるからこその宿命でもあるが、トゥー博士はソ連の毒素兵器研究所にも招待された。

「初めは行くのが怖くてね。でもアメリカ政府の人からは、『ソ連に呼ばれると、ソ連のお客さんになるから親切にされる』と。行ってみたら本当にそうだった。クレムリンも案内してくれたし、それからボリショイ・バレエも見せてくれて、とても歓迎され、講演もしました。それから『エストニアでソ連初の毒素会議があるからそれに出席してほしい』と言われて、『飛行機代もソ連当局が出してくれてね」

さらに、トゥー博士はソ連側が親切にもてなしてくれた二つの理由を挙げた。

一つは、トゥー博士が米政府の手伝いをしていることを知っているから、どういう人物かを観察するため。

もう一つは、トゥー博士が前述の通り、ヘビ毒、植物の毒、食べ物の毒、ばい菌の毒、海の毒など天然毒に関する英文の専門書を八冊出していたこと。BC兵器、毒素兵器に携わる人たちは、誰もが天然毒の基礎を学ばなくてはならないため、トゥー博士の専門書を皆が読んでいたからだ、という。

「さまざまな国の国防研究所に呼ばれましたが、皆が親切にしてくれるのは、私の専門書で勉強しているからでしょう。それと私自身は招待されても写真は一切、撮らないことにしていました。疑われてしまいますから。それと、こちらからはあまり話さないように、黙って先方の言うことを聞くようにしました。とはいえ長い間、毒を研究しているので先方が一言発すれば、何を研究しているかはすぐわかるけれどね」

天然毒に関する知識の宝庫だったトゥー博士は、コンサルタントとして政府や米陸軍の手伝いをする機会を得たことで、「毒の応用面についての知識がさらに深くなった」そうだ。

化学兵器、生物兵器、毒素兵器と三つに分かれる中国の研究所

さらに、一流の専門家でなければ知り得ない情報を淡々と語ってくれた。

「ソ連(ロシア)の研究機関は化学兵器、生物兵器、毒素兵器と三つに分かれています。私が招待された毒素兵器の研究所は全体が八百人ほどで、五百五十人前後の研究員が毒素兵器の研究に従事していました。毒素の研究所で働いている人は危険ですから、他の研究所よりも高給です。それと兵役が免除されます。表向きは、ソビエト科学アカデミーに属していますが、実際は国防省との関係が密接なのです。

中国の場合も、やはり三つに分かれています。化学兵器の研究機関が一番立派で、毎年三千人の化学将校を出しています。私が最後に行ったのは二〇〇六年なので、十年以上前の話ですが。中国は非常に進んでいます。

私が今まで見たなかで、三つの国が非常に進んでいます。

ロシア、アメリカ、中国です。中国には化学兵器関連の雑誌もあります。ある号を

見たら、学生たちが青海省でいろいろな毒ガスを用いた実験をしていました。青海省は高度が高い。だから『高度の高い所で毒ガスを使った場合に、平地とどう違うか』というようなことを調べているわけです。

中国の化学兵器の研究所では、四年間訓練するのですが、初めの二年間は物理や化学などの基礎科目を勉強します。そして最後の二年間に、化学戦争について教育を受けます。卒業すれば学士号が貰えます。その後は、人民解放軍の化学部隊に所属し、兵士に化学兵器や生物兵器を教えるわけです。教科書も見ましたが、それなりのレベルで、とにかく化学兵器の研究所は大変に立派でした。

中国で次に規模が大きいのが生物兵器の研究所です。私は、そちらにも二度ほど呼ばれて講演をしました。毒素兵器研究所も別にあります。だから、化学兵器、生物兵器、毒素兵器ということで、ロシア（ソ連）と同じシステムなのです」

中国の海軍が編集した『海洋生物毒素学』（五百三十五頁）の内容についても、トゥー博士が記したレジュメをここで紹介しよう。

――同著には、海洋生物毒素の軍事意義という部門がある。新しい毒ガスの理想的な条件は、毒性が高いこと、作用が迅速であること、毒の作用が特殊であること、検出されにくいこと、防御が難しいこと、治療が難しいこと、作るのが簡単なことが挙

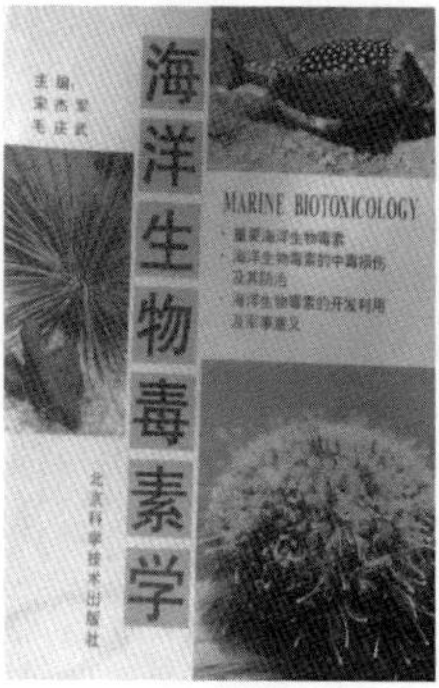

中国の海洋生物毒素学（アンソニー・トゥー博士の所蔵資料）

げられている。海洋からの毒はこれらの条件にピッタリ合うので、生物兵器としては理想的なものであると結論づけている。中国海軍は海洋の毒が、毒素兵器として有用なことを以前から見抜いている——。

そして昔から今日に至るまでアメリカでも重要視されているのが炭疽菌兵器で、実際、前述の通りテロでも使われたわけだが、トゥー博士はこのように語っている。

「私は中国の軍事書から、昔のアメリカの炭疽菌兵器の構造を見つけました。中国の軍の科学者はよく勉強していると驚き、感心しました」

これでも日本のマスメディアやそこに寄生する〝電波芸者〟、そして平和ボケしきった国会議員らは、「中国が生物兵器や化学兵器、毒素兵器の開発などしているはずがない」「中国は平和を希求する国家だ」と言いたいのだろうか？

アメリカ、ロシア、中国の睨み合い

「アメリカの場合は、生物兵器と化学兵器に大体分かれています。毒素兵器は生物兵器の研究所が担当しています。何カ所か行きましたが、設備は立派で一流です。兵器の実験場が二カ所あって、その一つがユタ州にあります。私も行ったことがあるのですが、もう一つは確かニュージャージー州にあります。

実験場は、生物兵器や化学兵器を使う前に実際に試す場所です。ニクソン大統領の宣言以来、生物兵器と化学兵器は作らないことになったので、関連する設備をどんどん壊していきましたが、アメリカは防御のための研究はできるので、かなり大仕掛けです。

ソ連の毒素兵器の研究所も、設備はやはり立派でした。貧乏な国でも、集中投資の賜物《たまもの》でしょう。中国の場合も、私が行った頃は民間の企業がまだまだでしたから、優秀な人材は国の研究機関に入ります。皆さんとても優秀でした。中国は何を対象にしているかというと、ロシアとアメリカです。アメリカの動きを中国はすぐ把握して準備をします。そしてロシアは中国の動きを注視しています。

私が生物兵器の研究所で講演した時に、中国の方が『先生、ベトナムの生物兵器について何か知りませんか？』と聞くのです。『ベトナムはほとんど関係がないのに、私が知るはずがないでしょう。どうしてベトナムのことなんか心配するんですか？　中国は大国でベトナムは小さな国だから、何も心配することはないんじゃないですか』と言うと、『ベトナム自身は別に怖くないけれど、ロシアがベトナムにいろいろな生物兵器とか菌を渡して、中国に対して使うのではないかと警戒している』とね。中国はアメリカとロシアをいつも念頭に入れているのでしょう。

ソ連が崩壊して、それまで生物兵器や毒素兵器、化学兵器の研究に従事していた人たち、特にウズベキスタンは過去にソ連の生物兵器を二種担当していたというので、そういう人材が他国に移らないよう、アメリカは考えたのでしょう。

国務省が私宛てに『何か平和的なテーマを挙げられるか？』と電話をしてきました。それで『挙げられます』と返事をしたら、二週間後にウズベキスタンから二人を呼んできたのです。プラス、ロシア語の通訳も一人。アメリカの動きは早い。ウズベキスタンというあんな遠い所から、二人をパッと呼んできて他国へ研究者が移動しないようにしたんだ！」

「戦後ウン十年」という概念しかない平和ボケした日本は、米ソ冷戦時代、中国の改革開放時代、そして米中新冷戦、さらにコロナ禍の今も常に〝蚊帳の外〟に置かれていることがわかる。

世界は常に〝戦時中〟なのだ。そして、新たな戦争に向けた最大級の防御を含めた準備（軍拡）に余念がない。

「パンデミック」規模に達する場合のシミュレーション

気になる調査報告もある。アメリカのジョンズ・ホプキンズ大学の健康安全保障センターの上級科学者であるエリック・トナー氏が、架空のコロナウイルス〝CAPS〟がパンデミック（世界的大流行）規模に達する場合のシミュレーションを行い、その調査報告を二〇一九年十月に出している。

そこには、「十八カ月以内に、全世界で六千五百万人が感染により死亡する可能性」が記されていた。シミュレーションは、架空ウイルス〝CAPS〟がブラジルで豚から人に感染して世界に広がる想定になっていたが、「新型コロナウイルス」という致命的な凶器が「世界のいずれかの都市」で近々に漏れる、「使われる」可能性をトナー氏らの科学者グループは想定していた、ということなのだろうか？

ジョンズ・ホプキンズ大学によるこのシミュレーションは、世界経済フォーラム（クラウス・シュワブ創設者兼会長）とビル＆メリンダ・ゲイツ財団が関わっていることも補足しておく。

トゥー博士の話に戻ろう。

「動物から人間にうつるというようなウイルスや細菌というのは、過去にはあまり、調べられていなかったのです。しかしSARS以来、動物から人間にうつるような病気というのが非常に大事であるということがわかり、アメリカでも重要視されていきます。何より、多くの病原体が生物兵器として多くの国で作られています。

たとえば、天然痘は生物兵器の有力な候補として準備されています。炭疽菌は実際にアメリカではテロで使われました。こうしてみると、コロナウイルスが生物兵器の候補としてつくられても不思議ではないわけです」

二〇一九年九月、武漢の国際空港で緊急訓練活動が行われている。それは、「コロナウイルスの感染が一例検出された」という想定での緊急訓練だった。九月十八日に実施されたことは、湖北省の官製メディアも報じている。

とすると、その段階で「コロナウイルス」という、日本人はおそらく九九・九％が想定していなかったウイルスが、アメリカや中国ではリアルなものとして「動き出して」いたと考えられる。

だからだろう。中国語メディアを含む、世界のさまざまなメディアからは、新型コロナウイルスという名の人工ウイルス（生物兵器？）を、アメリカ、香港、台湾、そして日本などに使う準備をしていたという恐ろしい推測も出ている。

これについて、トゥー博士はこう語っている。

「あり得るような話です。それから、台湾の報道で聞いたのは、『東京五輪の時期に使う』との計画があったとか」

結局、日本は一九九〇年代半ばのオウム真理教による一連の大惨事の経験すら生かしきれていない。中国はじめ独裁国家が生物兵器、化学兵器、毒物兵器をいかに開発し、所持しているかの「情報」を持ち合わせていないどころか、政治家もマスメディアもそれを「あり得ない」とシャットアウトしている。とすれば、隠蔽体質の中国共産党政府よりも、日本の方がよっぽど恐ろしい国家と言わざるを得ない。日本国民を守るための情報収集を放棄しているのだから。

「ウイルスとは生物と無生物の中間」

トゥー博士に「ウイルス」と「細菌」の違いや、生物兵器と化学兵器、そして毒素兵器（toxin weapon）について説明していただいた。

「生物兵器は、材料として細菌、ウイルス、リケッチア（細菌より小さくウイルスより大きい一群の微生物）が使われます。最近の生物兵器は、対象が人間だけではなく畜産に対して、穀物を枯らすためだったりします。ちなみに細菌は生物で、ウイルスは生物ではありません。

ウイルスは化合物と同じです。ウイルスには宿主がいるわけです。宿主にくっつくと繁殖します。人間にうつらないウイルスもあります。今回の新型コロナウイルスが、コウモリ由来だということは、コウモリが宿主ということになり、コウモリにくっついてウイルスが繁殖します。それが人間にうつったら人間が宿主となり、ウイルスがパッと増えて人間が病気になります。

ウイルスとは生物と無生物の中間なのです。宿主にくっつくことで生物の作用がありますが、宿主がなければ、普通の化合物と同じなのです。

化学兵器は毒の化合物のことで、接触するとすぐに毒作用が出て局部に及んでしまいます。特効薬はある場合と、ない場合があります。たとえば、サリンなどはＰＡＭという特効薬がよく効きます。

生物兵器の特徴は潜伏期があるため、すぐには悪作用が出現しませんが、化学兵器は接触するとすぐに毒作用が出ます。それから生物兵器に使われる細菌は体内への侵入経路に特徴があります。

たとえば、下痢性のばい菌は、主に経口のルートで発病します。生物兵器は伝染性のものなら広い地域に広がりますが、化学兵器は分布された局地にだけです。生物兵器は種類が多くて発見が難しいのですが、化学兵器はどの化学剤が使われたかの検出が比較的たやすいと言えます。

毒素兵器は、生物兵器と化学兵器の中間のような存在です。いろいろな天然毒を使って生物兵器にします。そのうちの一つがヘビの神経毒です。海上自衛隊の自衛艦隊司令官だった山崎眞さんにこの件を話すと、『ヘビの神経毒をどうやって注射して、生物兵器にするんですか？』と聞きに来られました。『毒素兵器は天然毒を使うけれど、注射ではなく今はエアロゾルにするんです』とお伝えしました。

特殊なソルベントに入れて噴霧して、空中で安定したエアロゾルになるかどうかを先に調べます。毒素兵器はだから、吸って殺す仕組みになっています」

エアロゾルとは、気体中に浮遊する微小な液体または固体の粒子と周囲の気体の混合体のことを指す。素人的なボキャブラリーに置き替えると、「飛沫《ひまつ》」といったところだろうか。

武漢発の未知のウイルスが地球を覆う

アメリカでは二〇一九―二〇二〇年の冬シーズン、インフルエンザで一万六千人以上が死亡している。そのため一部では「コロナウイルスだったのではないか?」との噂が出ているが、トゥー博士は帰国後、このように語っている。

「アメリカはインフルエンザで毎年、一万人から六万人が死亡しています。インフルエンザは人に移る際、ウイルスが少しずつ変化していくため、ワクチンが出来てもすぐに効かなくなります。新型コロナウイルスもインフルエンザの一種ですが、ただし、今までとは症状がかなり異なっているのは確かです。専門外なので、この件は医師に聞いた方がいいでしょう」

トゥー博士の御尊父、杜《と》聡明《そうめい》教授は日本統治時代の台北帝国大学で唯一の台湾人教授(医学部教授)になった。戦後は国立台湾大学医学部部長となり、台湾医学会会長ほか数々の要職も歴任。台湾医学界のレジェンドである。

「杜聡明博士を知らない台湾人医師は一人もいない」と敬意を抱く、日本在住の台湾人医師、林建良氏に尋ねたところ、「新型コロナウイルスについて、病理症例がまだ少なすぎるため何とも言えない部分がありますが、従来のインフルエンザと症状が明らかに異なる点は、肺に体液が一気に充満して、肺が溺れたような状態となり死に至ること。

それから肺だけなく、ほぼ全ての臓器にウイルスが入り込む可能性があること。また、SARSのようにウイルスが消えるかどうかは現時点で誰にもわかりません。それと、ウイルスの抗体ができても、HIVウイルスのように体内から消えてなくならない可能性もある。習近平も実際、共産党最高幹部を集めた四月八日の会議で、『ウイルスの常態化』について語っているでしょ」と説明してくれた。

身体に少なからずダメージを与え、恐怖すら植え付ける「武漢発の未知のウイルス」が二〇二〇年の今、地球を覆っているということか……。

病院船を準備すべき

この章の最後に、ネットTV「林原チャンネル」の対談（三月八日収録）で、「日本は今後どうすべきなのか？」という私の問いに対する、トゥー博士のお考えを書き記そう。

「まず、動物から人間にうつるウイルスについて、大学の獣医学科などで重点的に学ぶようにする以外に、日本はもっと予算をかけて研究する必要があると思います。将来、またこういう類の新しい病気が出てくるでしょう。その時には、早く決断して隔離しないといけません。

インドで天然痘が流行った時は、アメリカがサポートしました。どうしたかというと、発生した局部の周辺をすべて隔離して、出入りを一切禁止しました。台湾でSARSが流行った時も、ある病院に患者をすべて入れて、医者や看護師が出入りすることも禁じました。医者と看護師にも感染者が出ますが、その場で隔離しますから、そこで亡くなるか完治するか。

この度、日本はアクションが遅すぎました。もちろん、中国当局が遅すぎたのですが。『これは大変な病気だ』と武漢の医師が声を上げた、あの頃の患者をすぐに隔離していれば、こんな事態にはならなかったのです。

私の考えでは、病院船が最良の方法だと思います。日本も病院船を三隻くらい造るのはどうでしょう。病院船として放置しておくのは勿体ないから、普段はフローティング・レストランや観光に使えばいいのです。そして、いざという時にぱっと病院船にして患者を隔離します。

オーストラリアは、本土から約千五百キロメートル離れたインド洋に浮かぶクリスマス島へ、武漢からの帰国者を送り込んだようですね。水際作戦として一つの良い方法です。

日本に無人島はたくさんあるそうですが、なんだか島流しみたいな感じでしょう。病院船なら、テレビや映画を観たり、碁を打ったり楽しんで、ご飯もそこで食べて患者さんを完全に隔離できます。

患者をこの病院に送る、あの病院に送るなどとすれば、途中にいろいろと接触してしまいます。日本の財政なら、三隻くらい造るのはたいしたことではないでしょう」

トゥー博士は、三月上旬に日本政府・与党関係者と会談した際にも「病院船を使うべき」との提案をしている。この提案は、トランプ政権が病院船の使用を発表する前のことだったが、帰国後、トゥー博士からこのようなメールが届いた。

「アメリカは海軍の病院船二隻を、ＮＹとロサンゼルスに移動させました。一隻で千人もの患者を隔離治療することができます」

その後、日本政府も二〇二〇年度補正予算案に、「病院船」導入への調査費を約七千万円計上することを決めた。今後、専門家による具体策の検討が進められるようだ。

ただ、予算はショボ過ぎる上で何より日本の歩みはカメより遅い……。

第二章

パンデミックは習政権の隠蔽から始まった

「日中記者交換協定」でジャーナリズムは死んだ

日本のマスメディア（テレビや大手新聞）は中国に忖度しているどころか、完全に乗っ取られている。なぜか？　それには「日中記者交換協定」の存在がある。日本の新聞社は、中国側が条件とした「政治三原則」を守らなければ、中国に記者を常駐できない。三原則とは、「中国を敵視しない」「二つの中国をつくる陰謀に加わらない」「日中国交正常化を妨げない」。テレビはもはや完全にアチラ側の支配下にある、と言っても過言ではない。表現が〝忖度〟では生易しすぎる。

「二つの中国をつくる陰謀に加わらない」というのは、中国共産党による「台湾は中国の一部、中国台湾省なのだ」という、当事者である台湾住民が九九％認めない、中共政府の一方的な原則である。

米議会では審議していた台湾同盟国際保護強化イニシアチブ法案（Taiwan Allies International Protection and Enhancement Initiative Act）が全会一致で通過し、二〇二〇年三月二十六日にトランプ大統領が署名している。台湾は事実上、アメリカが認める「国家」となったに等しい。

台湾はそもそも中国ではない。主権があり、総統も首長も立法委員も国民による投票で選ばれ、軍隊を持ち、独自の教育システムがあり（高学歴者の割合は世界最多とされる）、独自の経済システムも有する。人権に至っては「世界一」と言って過言でないほどある。

「日中国交正常化を妨げない」の原則にしても、南シナ海や東シナ海で日中国交正常化を妨げる野蛮な行為を繰り返しているのは中共軍なのだ。

世界各国が、新型コロナウイルスのパンデミック（世界的な流行）で危機的状況にあるなかでも、人民解放軍が〝戦闘モード〟にあることも明らかだ。

習近平国家主席はこれまでも、「（台湾）統一のために、武力行使も放棄しない」と公言してきたが、東部戦区（元南京軍区）は国家安全教育日の四月十五日、公式アカウント「人民前線」に、「幻想を捨て、戦闘を準備せよ」とのメッセージを掲載した。東部戦区の任務は「台湾有事」「日本有事」に備えることとされる。

この直前の四月十日から十一日にかけては、中国海軍の空母「遼寧」を中心とする艦隊が東シナ海を航行した後、沖縄本島と宮古島間を通過した。三月以降、中共軍のミサイル駆逐艦や早期警戒機などが、沖縄や台湾周辺で挑発的行動を見せている。

空母「遼寧」の艦隊は四月二十八日、沖縄本島と宮古島間を通過して東シナ海に向かった。中共軍の不穏な動きを受けてか、米太平洋空軍は四月二十九日、台湾を含む十九カ国の空軍参謀総長や指揮官とテレビ会談を行った。

軍拡、挑発的行動、さらには世界に「武漢ウイルス」をまき散らして平気な顔をしている隣国に対して、「平和」「安心安全」が常套句のマスメディアは態度を変えることなく、後生大事に三原則を守っている。

米英の大物ジャーナリストは近年、次々と北京から追放されているし、中国官製メディアの工作員もアメリカから追放されている。だが、日本のマスメディアの支局は平穏無事らしい。社を挙げて、中国サマのご指導に従っているからなのか？

何のため？　自分のちっぽけな出世欲を満たすため。保身のため。マネートラップ、ハニー・トラップにかかり、すでにアチラ側の人間になっているからだ。

そもそも、この度の「新型コロナウイルス」の発生源は「武漢」であり「中国」なのだ。補足すると、日本で初期段階の感染者の多くは外国人だったとの話もある。あえて、外国人と書いているが中国人がほとんどだったと推測する。

宮城県在住者から、このような話を聞いた。

「コロナ感染者数について厚生労働省は当初、アバウトでしたが国籍も公表していました。それが、いつの間にか国籍が消えたんです。宮城県のサイトでも驚く変化がありました。スクリーンショットを撮っておらず、正しい記憶かどうか証明できず残念ですが、感染者が三十人の頃、個別情報では外国籍が確か十六人でした。それが今は、数人を除いて日本国籍に変わってしまいました」

マスメディアだけでなく官僚、地方行政も中国に忖度している。永住権を持っている中国人などを「日本人」としてこっそり改ざんしたのだろうか？

何より、習近平政権による五十日近い隠蔽工作によって、各国のウイルス対策が後手にまわりパンデミックに陥り、現在進行形で多くの感染者と死者を出している。

この基本的な事実すら、論客という名の〝電波芸者〟は、決して触れようとはしない。ジャーナリズムは死に、中国共産党の手足に完全に成り下がっている。

「火をつけた人間が、消防活動をやっている」

ＷＨＯ（世界保健機関）のテドロス・アダノム事務局長と習主席との〝親密〟過ぎる関係にも、早い段階から疑惑の眼が向けられていた。

テドロス事務局長は、一月三十日の緊急事態宣言後も、中国の主張に沿うかたちで「渡航や貿易の制限は推奨しない」との見解を繰り返していた。ＰＣＲ陽性の人間が、シャアシャアと世界に飛び立つことができたのだ。

二月四日には、「WHOが新型コロナウイルスによる肺炎への対策を検討するため、専門家らによる調査チームを中国に派遣する」「調査チームの派遣については、一月末に北京を訪問したテドロス事務局長が、習近平国家主席らと合意していた」と読売新聞などが報じ、「新型コロナウイルスを調査する専門家チームが、北京で先遣隊と合流し、中国側と初会合を行った」とテドロス事務局長がツイート。中国外務省も連動した。

WHOの専門家チームが中国側との合同視察を終えて二月二十四日、北京で行った記者会見の内容には失笑しかない。中国の専門家が「中国で薬用に珍重される希少哺乳類センザンコウを介して、ウイルスが人に感染する可能性」を挙げた。世界でこの〝物語〟を信じる者がいるとすれば日本だけ。中国人の方が、よっぽど利口である。「政府が言う内容を信じない」というメディアリテラシーを堅持しているのだから。

情報操作、情報攪乱という中国当局の工作に、日本のマスメディアも加担しているなら間接的な殺人行為ではないのだろうか？

また、テドロス事務局長は記者会見で、世界的にマスクや手袋の転売目的の買いだめが起きている状況を、「中国の医療関係者への供給が最優先されるべき」などと語ったが〝錬金〟目的に世界中で買い漁りしていた「主たる民族」は中国人では？

そして、メイド・イン・チャイナの粗悪な医療物資で〝マスク外交〟をしたのが中国政府なのだ。マイク・ポンペオ米国務長官は「火をつけた人間が、消防活動をやっている」と皮肉ったが、その表現はぴったりだ。

ちなみに〝火事場泥棒〟も彼らの十八番だが、ブラジル警察が中国人窃盗団十人を逮捕した事件も報じられた。空港で二百件の医療物資――マスクや手袋、帽子、工作服、アルコールジェル、体温計、そして一万五千個のウイルス検出キットを盗んだためだが、オチもある。窃盗団の親分がブラジル上海同郷総会の会長だった（苦笑）。

挙句は〝呼称〟である。WHOは二月十一日、新型コロナウイルスが引き起こす疾病を「COVID（コビッド）-19」と名付けたと発表した。「二〇一九年にコロナウイルスにより発生した病気（CoronaVirus Disease, 2019）」だとか。

スイス・ジュネーブで記者会見したテドロス事務局長は、疾病の命名にあたっては偏見や風評被害を避けるため、「地理的な場所や動物、個人や人のグループに関連しない名称を探す必要があった」と述べた。

中国武漢から世界に広がったことを、「歴史に残さない」ための方策か。当然だが、世界中から反発が強まり、ホワイトハウスや上院下院議員も「武漢ウイルス」や「中国ウイルス」と強調するようになっていく。反共産党系メディアは「中共ウイルス」と呼ぶなど、「中国」を冠した呼び方が「日本以外」では浸透した。

もちろん、誰かのせいにすることだけがジャーナリズムではない。しかしながら、一党独裁体制の崩壊の可能性すら今後あり得るなかで、日本が取るべき方向性についての幅広い議論すら、マスメディアはほとんどタブー視している。

それどころか、「対外宣伝を強め、国際社会の支持を獲得し、世界の防疫の模範となる」と語った習主席のプロパガンダ（宣伝）外交を、バックアップし続けている……。

国会議員も多くが腐りきっている。野党は常に安倍政権を攻撃するか、「反対」を唱えるだけで生産性はゼロ。日本国民目線に至ってはマイナス。

中国の独裁体制に触れることはなく、中国共産党政権下で人権が存在しない実情に言及することもなく、何よりも与野党とも「国益を重視した議論」をしようともしない。

さて、この第二章では、緊迫した武漢そして全国各地の中国人がSNSで発信した内容、中国を熟知する台湾メディア、反中国共産党系メディア、英字メディアが報じてきた情報をもとに、産経新聞社の「夕刊フジ」一面他で私が発表した一月下旬から三月初旬までの、その時々の内容に加筆したものを、なるべく時系列で紹介しよう。

地上波テレビと大手新聞の報道とは、まるで違う〝中国の現実〟と〝世界の動き〟が浮き彫りになるはずだ。

「死城（死んだ街）」武漢

習主席が、「感染蔓延の断固阻止」や「社会安定の維持」などの重要指示を出したのは、最初の感染報告（二〇一九年十二月八日、十二月一日、十一月……と報道はその後、変化していく）から五十日近く過ぎた一月二十日だった。後日、中国メディアの一部が、「ワクチン開発（三機関）への予算を付け、戦時体制で挑む〝万全の準備〟を整えることを内密に決定したのが、前日の十九日だった」と記している。

「重要指示」の一週間後、中国政府はようやく海外への団体旅行を禁じた。世界からの非難をかわすための苦肉の〝保身政策〟だったと考えられる。

世界の識者らは、この時点で少なからず、「流行が広がる重大な時期に、中国当局は公共のパニックや政治的困惑を避けるために、深刻な危機に対する公的な対応よりも隠蔽と安定を優先させ、広範囲なアウトブレーク（集団感染）を止める最良の機会を失った」と非難している。

武漢への出張や旧正月の恒例行事となっている旅行、帰省などを通じて患者が全土に拡大し、世界各地に感染者が飛び火してしまったのだ。

武漢市の中心部にある協和病院の医療関係者が、「一人の肺炎患者を治療したところ、十四人の医療従事者が同時感染した」「我々の多くが感染しているはずだが、検査すらしてもらえない。我々は隔離ではなく軟禁状態にある」とSNSで発信。

湖北航天医院の医師が実名で、「湖北省での感染者数は十万人を超え、病院が地獄と化し、助けを求めパニックになっている。それなのに省政府は事実隠蔽のため物資は十分あると語り、外部からの援助を拒絶している」とSNSで訴えた内容などが一月二十五日頃から複数の中国語メディアに報じられた。

同日の新華網によると、中国のメッセージアプリ「WeChat（微信）」のセキュリティーセンターは、「新型肺炎に関する噂の特別管理公告」を発表した。「SNSでの伝達、伝聞の類の噂話は社会秩序を著しく乱すため、三年以下の懲役、拘束または管理対象とする。重大な結果を招く者は、三年から七年以下の懲役に処せられる」という。

「地方の医師も役人も、党中央に対して隠蔽する動機はまったくない。タイミングを間違えた責任者は習近平であり、それ以外は責任を取ることができない」という、地

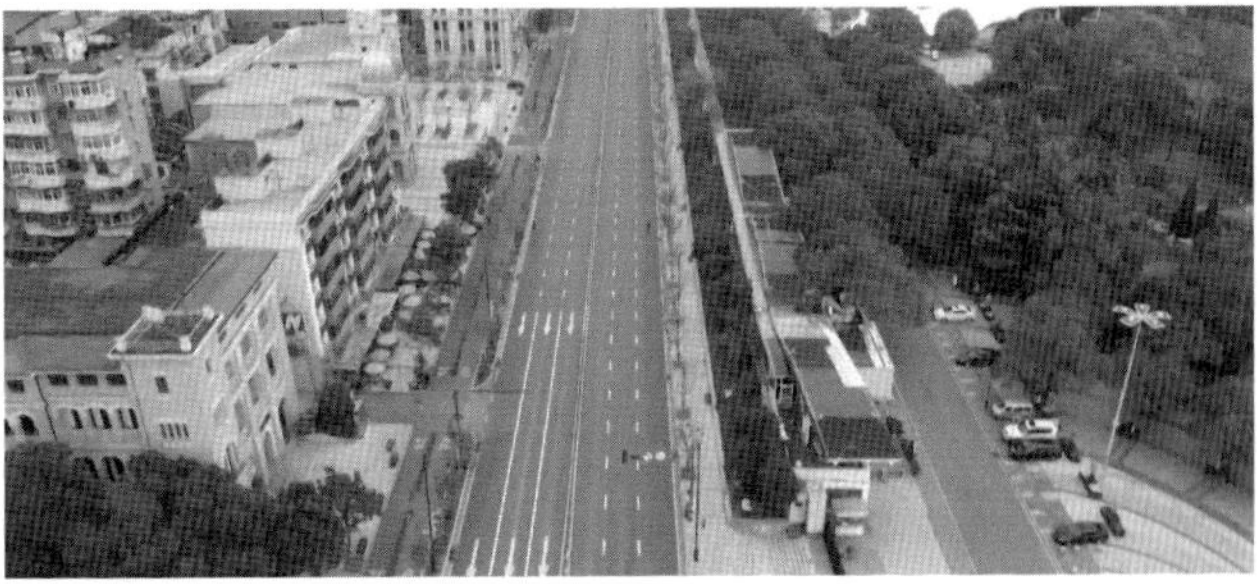

都市封鎖によってゴーストタウン化した武漢をドローン撮影（撮影日：1月28日 AFP/アフロ）

方と党中央との責任のなすり合いも始まった。

李克強《りこっきょう》首相（中国共産党序列二位）をトップ（組長）とする、「アウトブレークを防ぎ制御する領導小組（疫情防控領導小組）」が立ち上がった。宣伝担当の王滬寧・政治局常務委員（同五位）を副組長に、中央宣伝部部長、公安部部長など党幹部がメンバー入りした。

これに対し、中国国内では「医師や学者など専門家がいない！」「人民の命は後回しか？」「目的は人民の怒りの封じ込めと、情報漏洩を防ぐことだ」との揶揄が飛んだ。「これまで複数の組長になってきた習近平が、責任を李首相に押し付けようとしている」との皮肉も書き込まれた。

習主席の重要指示には「迅速な情報開示の徹底」が含まれていたが、国内外に真実を伝えることを意味していない。それどころか、「情報統制」に全力を注いでいることが明らかだった。

それでも、中国各地からは拘束すら覚悟のうえで人民によるさまざまな情報や写真、映像が拡散され続けた。一月末までに「市内二百一カ所の公園が閉鎖された」上海では、世界に誇る繁華街、南京路が〝無人状態〟となっている写真も流出した。

武漢市が封鎖(ロックダウン)されて七日目、一月二十八日の武漢市の様子をロイター通信が航空写真で公開した際、反中国共産党系メディアがこう表現した。

「死城(死んだ街)」

最低レベルの感染率を一・五%と推測

イギリスのランカスター大学とグラスゴー大学ウイルス研究センター、アメリカのフロリダ大学の感染症生物学者の専門家は、一月二十三日に今後の十四日間の新型肺炎の流行予測を発表していた。

そこには、「二月四日には、新型ウイルスが発生した湖北省武漢市で十三万人から二十七万人以上の感染者が予測される。他に最大規模の感染者が予想される中国の都市は、上海、北京、広州、重慶、成都」「飛行機での移動を通じて感染拡大の危険性が高い国や特別行政区は、タイと日本、台湾、香港、韓国」と記されていた。

英ＢＢＣは一月三十日、二日ごとにどのように中国全土へ感染者が広がっていったかを色で示した六枚の地図（左）とともに、「チベットでも感染者が確認されたことは、中国すべての地域にウイルスが到達したことを意味する」と報じた。

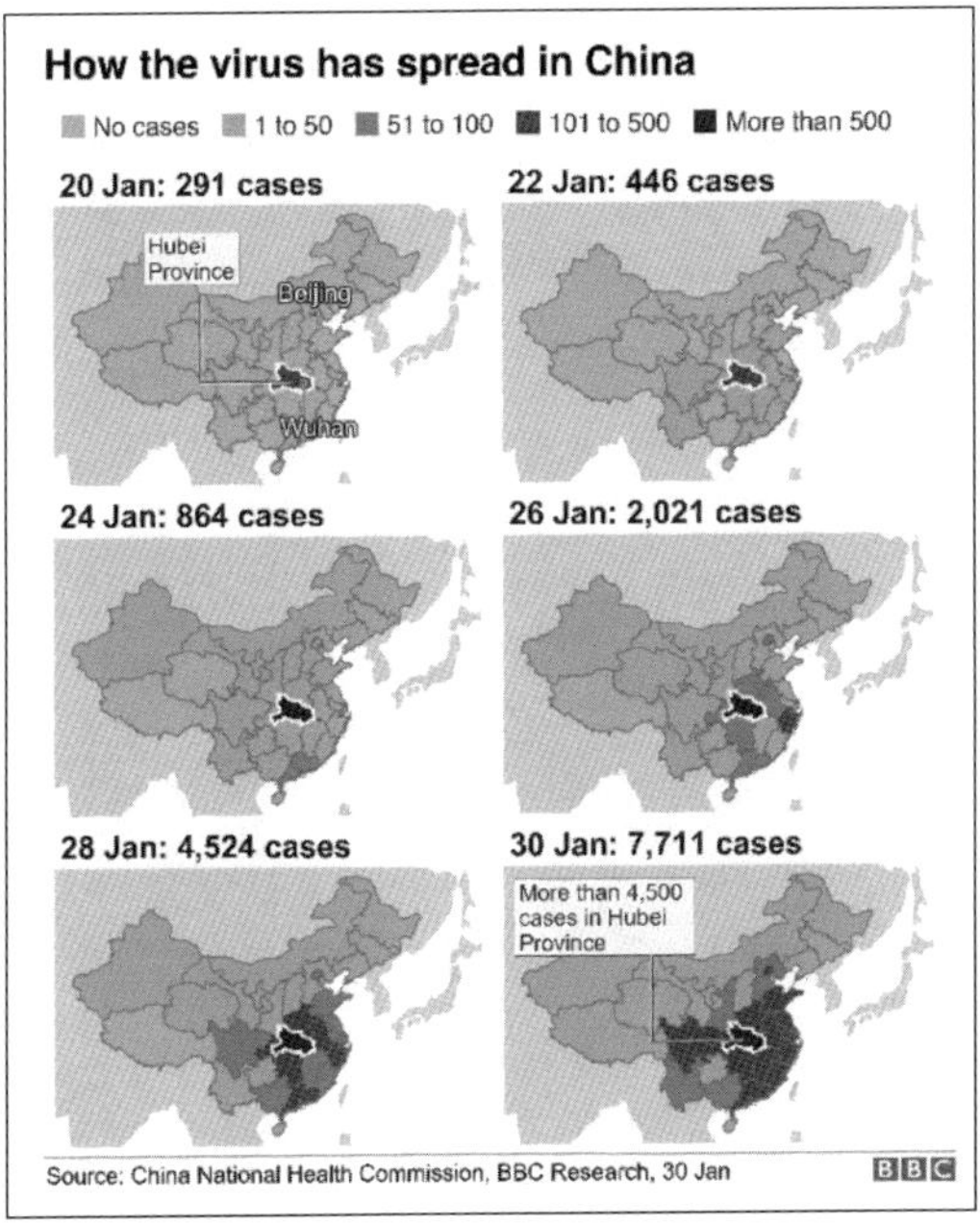

BBCサイトより

二月上旬には、ロンドン大学インペリアル・カレッジ公衆衛生学部副学部長のニール・ファーガソン教授による、「感染症学のモデルによると、中国では毎日少なくとも五万人が新たに新型コロナウイルスに感染し、感染者数は五日ごとに倍増すると計算した」との発表を英字メディアが次々と報じている。

ところが、中国当局が発表し（日本のマスメディアがそのまま）報じる数値は「桁違い」に小さかった。一月二十八日の数値は、武漢市の感染者は四千五百人超、死者は百六人。米英の専門家らが発表する感染者数の予測と、武漢市の住民と医療現場から出る異様な「叫び」と数々の映像から、私がどちらを信じる、信じないかは明らかだった。

折しもこの頃、数字を割り出すうえでヒントになる報道があった。武漢在住の日本人を乗せて帰国するチャーター便である。ほぼ全員のＰＣＲ検査をしてその数字が公表されたのだ。

第一便が飛んだのは一月二十九日。二百六人の帰国者（二人は検査を拒否）のなかに陽性は三人だった。感染割合は約一・五％。

チャーター便の第一便から三便までに乗って帰国した計五百六十五人のなかに、陽性は八人。感染割合は一・五％弱。補足すると、飛行機に乗ることが許されなかった六十代男性が、その後、武漢肺炎で死去したことも報じられた。

日本人は総じて清潔で手洗いとうがいをするし、不潔なエリアにはあまり行きたがらないし、ツバキを飛ばして大声で会話をしないし、ハグなど他人との身体接触は少ないし、家の玄関で靴を脱ぐし、一・五％という割合は「奇跡的に」最低レベルの感染率ではないかと推測した。

武漢市の人口は約一千百万人である。とすると一月末のこの時点で、十六万人以上が陽性でも不思議ではないと考えた。もちろん、武漢市民すべてにPCR検査をするはずはなかったので「発覚しない陽性」を含めた推定である。

陽性でも自覚症状がない（発病しない）パターン、一、二週間ほどの潜伏期間を経て発病したら突如、悪化して数日で死に至っているとの話も徐々にわかってきた。

いずれにせよ、前述の米英のウイルス研究センターと感染症生物学者の専門家らが割り出した数字（十三万人から二十七万人以上）が真実に近いと私は結論づけた。「感染者の実数は、中国の公式報告の十九倍から二十六倍の可能性がある」といった数値も、専門家の話として英字メディアから出ていた。

だが、中国サマに忖度する日本は学者からもそういった声が出る、高まることはなかったし、それをマスメディアが報じることはなかった。

早々に封鎖を決めた〝国民ファースト〟台湾と〝金王朝ファースト〟北朝鮮

一方、〝国民ファースト〟の台湾と〝金王朝ファースト〟の北朝鮮は、早々に封鎖を決めていた。両国とも、武漢発の新型コロナウイルスを「死のウイルス＝生物兵器の可能性」で考えていたのだろう。

一月下旬からは、英ブリティッシュ・エアウェイズが北京・上海などへの直行便すべてを運休とし、ルフトハンザ・ドイツ航空、スイス航空、オーストリア航空も運行を一時停止。ロシアも中国との国境の検問所を閉鎖した。米国務省も、中国への渡航禁止に加えて中国からの退避の検討を勧告した。

「アメリカにおける公衆衛生上の緊急事態」を宣言し、十四日以内に中国に滞在したことがある外国人の入国を原則禁じ、十四日以内に湖北省を訪れた米国民は、帰国後、最大十四日間、隔離状態に置かれることになった。

各国と航空会社の決定の詳細は、その後、追跡していないので省く。

重要なのは、世界は一月下旬には、「新型コロナウイルスが中国全土でパンデミック（感染爆発）状態にある」と判断し、同時期から大胆な措置を取っていたことだ。

また、中国国内を含めた各国の情報と動きを鑑みて、ウイルスに関して素人とはいえ、私はこの頃すでに、「武漢発の新型コロナウイルスは、生物兵器の類ではないか？」との疑念を抱き始めていた。少なくとも「天然ではなく人工的に操作されたウイルス」との結論に至っていた。

その頃の日本の報道の中心は何だったのか？

世界の素早い動きと連動するどころか、マスメディアは横浜港に停泊させたイギリス籍の豪華クルーズ船「ダイヤモンド・プリンセス」においての感染状況の報道で時間稼ぎをしていた。目くらまし作戦か？

中国全土が感染地帯となり、ロックダウンされていることも報じず、習政権の隠蔽体質と新型コロナウイルスの正体についての議論も、完全タブーを決め込んだ。

〝ダイヤモンド・プリンセス実況中継〟以外で報じるのは、「WHOは新型肺炎の発生を制御する、中国の能力に自信を持っている」など、習主席と一心同体としか言いようがないWHOテドロス事務局長のフザけた発言の数々だった。

一月三十日、ようやくテドロス事務局長が「国際的に懸念される公衆衛生上の緊急事態」を宣言したが、「（中国への）渡航や貿易を制限する理由は見当たらない」とし、ジュネーブで二月三日に始まったWHO執行理事会の席で、アメリカが中国全土への渡航中止勧告を出したことなどに「（中国への）渡航や貿易を不必要に妨げる措置は必要ない」と述べた。

WHOのスタンスは明快だった。トランプ政権が、WHOへの巨額の拠出金をストップさせるのは時間の問題だった。

「武漢P4実験室から生物兵器が漏れた」との説

ウイルスの発生源について日本で一月下旬から拡散されたのは、野生動物が生きたまま、あるいは殺処分された状態で「食品」として売られている武漢市の華南海鮮卸売市場だった。「海鮮市場で売られているコウモリを食べてヒトに感染」したという。同市場のメニューらしきも公になったので、画質が悪かったが拡大して目を凝らして見る限り、ハクビシン、サソリ、蛇、クジャク、ワニなどの他、なんとコアラまで載っていた。いずれかの臓器が精力剤か長寿の秘薬なのか、もしくはペット用なのか？日本在住の台湾人医師で、長年の友人である林建良氏が「動物実験で使われた後、殺処分せず市場に転売されたのではないか？」と私にメッセージをくれた。私も同様のことを脳裏に浮かべていた。

林医師も私も考えたのは、「武漢のウイルス研究所で、ウイルス研究に使われコロナウイルスに侵された実験動物」を指しており「野生動物」ではない。

一方、アメリカのバイオセーフティ専門家や科学者、ジャーナリスト（ワシントン・タイムズ記者など）が注目したのは、武漢の海鮮市場から長江を隔てて三十二キロほどにある「中国科学院武漢病毒（ウイルス）研究所」（江夏区）の存在だった。同研究所には、エボラ出血熱といった最も危険な病原体を研究するために指定された「武漢P4実験室」がある（第三章に詳細を記す）。

Ｐ４実験室は二〇一八年一月から稼働しているが、その前年にアメリカのバイオセーフティ専門家や科学者が、イギリスの総合科学雑誌『Ｎａｔｕｒｅ』で、「同研究室からウイルスが〝脱出〟する可能性」と、杜撰《ずさん》な管理についての危惧《きぐ》を公にしていた。

ハーバード大学の公衆衛生学教授、エリック・ファイグルーディン博士は、「武漢市の海鮮市場がウイルスの発生源ではない」と発信し、軍事委員会のトム・コットン上院議員は、「武漢市の『Ｐ４実験室』からウイルスが漏れた」と語った。

また、生物兵器禁止条約（ＢＷＣ）の国内法を起草（パパブッシュ大統領が一九八九年に署名）したイリノイ大学の法学部教授、フランシス・ボイル博士は、二月三日頃からインドの英字メディアで「新型コロナウイルスは攻撃的な生物兵器だ」との衝撃の内容を発表していた。

すなわち、中国人を含む世界の識者らは、「武漢ウイルス研究所、Ｐ４実験室などから人工のコロナウイルス（もしくは生物兵器）が漏れた？」との仮説とともに犯人捜しがヒートアップし始めたのだ。

私は第一章に書いた通り、二月初旬にはアメリカのアンソニー・トゥー（杜祖健）博士とメールで日々やり取りを始めていた。

私はその頃、大枠で三つの仮説をたてた。

（一）一九七九年にソ連で起きた事件――スヴェルドロフスクの生物兵器研究所から炭疽菌が漏れた事件と同様、人工的なコロナウイルスが、武漢のウイルス研究所から空気のように周辺地域に漏れた。

（二）人工的に操作された、コロナウイルスに侵された実験動物（コウモリ？）が転売され、市場で食べたり、触ったりしたことからヒトにうつっていった。

（三）ウイルス研究所の研究員が、実験室で人工的に操作していたコロナウイルスの扱いをミスって患者0（ゼロ）号になった（これについては第五章に記す）。

武漢のウイルス研究所、病院といった位置関係もグーグルマップで確認しながら、英語と中国語で確かな情報を収集し続け、武漢ウイルスの正体、さらに武漢ウイルスに絡む世界の複雑怪奇な動きまでを探求していこうと決めた。

中国政府はアメリカに先に伝えた？

中国外務省の華春瑩《かしゅんえい》報道官が、驚きの発言をした。二月三日、「非常時の非日常の方法」として、前代未聞のネット上での記者会見を開いた際のことである。「一月三日以降、新型コロナウイルスのアウトブレークに関する情報と、予防対策についてアメリカに計三十回通知した」「真っ先に撤退したのが、武漢市のアメリカ領事館員で、アメリカは中国の出入国に対する包括的な制限を発表した」との不満を漏らしたのだ。

この直後から、武漢市民のみならず中国人民の怒りが爆発した。「中国政府は、アメリカに先に伝えた？」「アメリカは一月三日に知り、武漢市民は一月二十日、ようやく知ったのだ」「これこそが党の機密の漏洩であり、湖北省政府が早々に北京に伝えていたことの証明だ！」「ウイルスの発生を開示した医師を捕まえ、人民には事実を伝えないどころか、重要な発生初期段階に隠蔽工作をしていたとはどういうことか！」

武漢のアメリカ領事館職員が早々に全員帰国したとの話を知った際、私は「毎年のインフルエンザ程度であれば、あり得ない措置」「生命を脅かす、ＳＡＲＳ（重症急性呼吸器症候群）よりも強烈なウイルスの類」だと確信犯的に考えた。

ところが、ランチタイムに半時間ほど観たテレビのワイドショー系の番組は、「インフルエンザのようなものでしょう」と医師なのか防疫専門家なのか、電波芸者なのか脳天気かつ無責任に語っていた。

武漢市の医師や看護師らが大量に感染し、重症患者、死者、行方不明者などが出ている情報を含め、日々、大量の時間を費やし収集を始めていた私は、「中国共産党と手を携え、日本人を殺す気なのか」と思った。

武漢市の医療関係者八人が二〇一九年末にSNSで「SARSのような症状の患者がいる」と警鐘を鳴らしていたことを、一人の医師が亡くなる間際になって、ようやく世界のマスメディアが報じた。

武漢市中心医院の眼科医、李文亮《りぶんりょう》氏（三十三歳）が新型コロナウイルスに感染して集中治療室にいることが、CNNのインタビューによって全世界に伝わったのだ。

前回の米大統領選の頃やそれ以前から「クリントン・ニュース・ネットワーク」「チャイナ・ニュース・ネットワーク」などと揶揄されてきたCNNだが、習政権にダメージを与える一撃を放った。

CNNなどが報じた内容は、李医師は情報を開示した直後に武漢市保健衛生当局が開いた緊急会議に召集され尋問を受けたという。その後は、市内の医療機関に「いかなる組織または個人も、関連する治療情報を無断で公開してはならない」との通知、警告があった。

さらに、二〇二〇年一月三日には武漢市の公安から「SNSで噂を広めた」「社会秩序を著しく損ねた」として李医師は軽犯罪に問われ、「違法行為をしない」と約束する声明への署名を迫られた。その証拠もCNNが公開している。

その李医師は二月七日未明、新型肺炎でこの世を去った。所属する武漢市中心医院が発表し、国内外で大きく報じられ、彼の死を知った全国の人民が、「習政権への不信感」を強烈に強めたことは間違いない。

日本のマスメディアは「武漢では医療崩壊が起きている」「習政権が隠蔽工作をしている」などの解説や深堀りはせず、「武漢市の医師の死」の扱いで短く報じた。

ちなみに、李医師の勤務先だった同医院では二月七日から三月二十日までの間に、彼を含む医師ら五名が他界した。江学慶医師（甲状腺乳腺外科主任・三月一日）、梅仲明医師（眼科副主任・三月三日）、朱和平医師（眼科副主任・三月九日）、劉励・倫理委員会委員（三月二十日・彼女の夫は同医院の医師）。この人たちに罪はないどころか一〇〇％被害者なのだ。心からご冥福をお祈りしたい。

防護服で医師が診断にあたる映像が公開されたが、それは習主席が世界に向けてようやく武漢ウイルスについて語った一月二十日以降の話である。それまでに「強烈な威力を持った武漢ウイルス」が医療関係者を含む住民の体を破壊していった。

「ハフポスト日本版」(二月十日付)や反共産党系メディアは、武漢に一月二十三日から単身で乗り込み、ユーチューブやツイッターなどで発信をしていた陳秋實氏の消息が二月六日から途絶えていること、検査名目で隔離されている可能性を報じた。

黒龍江大学で法律を学び弁護士の資格を持つ陳氏は、動画では「市民ジャーナリスト」の肩書で、病院内の生々しい様子などを報じていた。

感染リスクについて、「その時は自分の命。たとえ病死しようとも武漢を離れない」と語っていた彼は、自身が呼吸しにくくなっていることに触れ「死ぬのは怖くない。共産党を恐れなどしない」と叫んでいた。

七十都市が封鎖、北京も〝毒都〟に

二月九日には、反共産党系メディアが、「七十都市が封鎖(ロックダウン)された」と都市名を含め報じた。「四億人が隔離されている」とも試算された。

物流が滞り、スーパーから生鮮食料品が消え、人民の往来が制限され〝映画のセット〟のような静まり返った景色が、SNSを通じて次々と拡散されるなか、北京や上海も封鎖された。各省・各都市は〝封鎖式管理〟という名の未曽有の自治状態になったことを悟った。

新華社通信や中央電視台（ＣＣＴＶ）は、「習近平国家主席が党中央（北京）の指揮で一本化して、断固として従うよう指導した」「従わない者は、責任の追及に加えて法律に従い処罰される」と報じた。

人民解放軍への感染情報も噴出していた。香港を拠点とする人権民主情報センターは二月十三日、「中国の空母『山東』の人民解放軍一人が、海南省三亜市で新型肺炎と診断され、三亜に『山東』の軍の百人が隔離された」と伝えている。

その頃の中国全土は、「戒厳令なき戒厳体制」に陥っていた。李克強首相（中国共産党序列二位）をトップとする、「アウトブレークを防ぎ制御する領導小組（疫情防控領導小組）」が始動して以来、武装警察が〝異様な静寂〟に包まれた街に大量投入された。マスクをしていない人民を羽交い締めにして連行する様子などが、ＳＮＳに次々とアップされた。医師や看護師の死亡が続々と伝えられる新型コロナウイルスの発生地・湖北省武漢市の病院のみならず、全国の医療機関は衛生当局ではなく、公安当局に管理されていた。情報漏洩を恐れているためだ。「習独裁体制の崩壊」と「国家分裂」を恐れる、習政権の焦りが見てとれた。

一方、宣伝部と外交部は、習政権に不都合ではない情報だけを発信し続け、世界各国の専門家らによる「新型コロナウイルスは、武漢のウイルス研究所から流出した可能性」「コロナウイルスは天然ではなく人工」との見解や推測については「荒唐無稽で無知だ」と真っ向から否定し、「科学的根拠が全くない」と強面で主張した。

習主席が一月二十日に出した重要指示のなかには、「迅速な情報開示の徹底」がある。皮肉にも、これに従った〝模範的な行動〟を取っているのは反習近平一派と反共産党勢力のようだ。

北京は二月十日に封鎖された。中旬を過ぎると、「北京が〝毒都〟になった」との話題が、にわかに盛り上がった。よりによって、西城区の複数の大病院からアウトブレークが起きた。西城区には、中国共産党の本部や習主席ら最高幹部、秘書などの居住区、「中南海」がある。党書記処、規律委員会、組織部、宣伝部、国務院、国家発展改革委員会、国家人民委員会など、党中央の単位が百二十ほど集中する〝中国の心臓部〟である。

真偽は定かでないが、「栗戦書（中央政治局常務委員の序列三位）の娘婿が武漢肺炎を患い、専用機でシンガポールから北京へ帰国。習近平が怒りまくった」「蔡奇（北京市党委員会書記）の息子も感染」「二人は北京の日中友好病院に入院。解放軍の三〇一病院に入院するはずが、長老らに猛反対された」などと反共産党系メディアが報じた。

西城区の区長は二月十八日、「厳格な地区閉鎖管理」を宣布した。「北京の病院は国家安全部の管理下にある」との情報も流出した。

ＷｅＣｈａｔ（微信）に二月二十一日、医療関係者と思われる人物が書き込んだ内容が、たちまち拡散された。そこには「北大人民医院と海淀医院で集団感染が起き、大問題になっている」「北京の集団感染処置は武漢レベルに引き上げられ、医師は外部からの支援を受けられない」などと記されていた。

中国メディア『動向』なども、同時期から「首都医科大付属復興病院と北大人民病院、二つの病院が緊急でアウトブレークの調査中」と報じた。北京の大病院がウイルスに侵食されていることは早々から漏れ伝わっていたが、中国当局が認めたのか定かでないが、「六十九人が隔離されている」との数字も出た。

西城区にある復興病院は、共産党の局長・部長級など高級幹部のための病室を備え、医師には高級幹部の子女も少なくない。

反共産党の中国人評論家の一人は「復興病院は中南海まで約三・五キロ、車では七分ほどの距離にある。ここでのアウトブレークにより、習近平の関心事がどこに向いたかは容易に想像がつく」「湖北省を捨てても、全国を放棄しても、北京を死守しなければならないのだ！」と記している。

国内外のネット市民からは、こんな冷ややかな声が上がった。
「百五十歳まで生きる目標を持つ共産党幹部にとっても、(新型コロナウイルスは)恐怖以外の何ものでもないはずだ」「中国政府がいくら法律をつくろうと、ウイルスは言うことを聞いてくれない」「権力者であろうが、庶民であろうが、ウイルス(の感染)に関係ないのだ!」

中国共産党一党独裁体制について、「北京の秩序も崩壊し、真の〝毒都〟となり中南海の陥落も目前だ!」といった激しい論調すら飛び出した。

ところがその頃、安倍政権はまだ習近平国家主席ご一行サマの「国賓訪問」の延期(中止)についての明確な意思表示をしていなかった。

中国全土から共産党幹部とそのお抱え経営者(というよりエージェント)らが東京入りするとして、そのなかに陽性どころか〝スーパー・スプレッダー〟は一人もいないと無責任に考えていたのだろうか?

「死のウイルスは身分に関係なく宿る」と中国人が教えてくれているのだ。「皇室は感染しません」と誰が断言できるというのか?

中国共産党政府の〝ご都合主義なフットワークの軽さ〟を絶賛

武漢市では、突貫工事で千床の火神山病院を新設し雷神山病院も建設した。中国中央電視台（ＣＣＴＶ）は、中国人レポーターが説明する、「新品でフカフカの布団と枕、空調などの設備が整った二人部屋」の映像を全世界に公開し、日本のマスメディアも嬉々として報じたが、私の脳裏には「地方幹部用の特別室もしくは〝メディア用〟モデルルーム」との表現が浮かんだ。

その直前に、私が反共産党系メディアから確認していたのは、「鉄のドアに鉄格子が付いた窓で、病院ならぬ監獄であり地獄だ」という写真付きの報道だった。人民解放軍が管轄し、軍医が対応し、院内警備は兵士が担っているとも記されていた。情報統制が強いことから、「強制収容所」と例えられていた。

その他にも、体育館のような広い空間に仕切りもなく硬そうなベッドだけが何百と並んでいる写真が出回った。プライバシーがないどころか「手洗い場もない」という。なにより感染者にとって助かる命はない、ことを意味する。

ところが、テレビの昼間のワイドショーで、「中国はすごいですね～。こんな短期間で病院を建設するなんて」と絶賛していたのだ。中国共産党政府の〝ご都合主義なフットワークの軽さ〟を絶賛するのは、WHOテドロス事務局長を除けば「世界広し」と言えども日本のマスメディア以外にはない！

補足すると、この体育館のような広い空間は、二〇一一年に公開され新型コロナウイルスのパンデミックとともに、「予言のような映画」として再注目されている『Contagion（コンテイジョン）』（監督：スティーブン・ソダーバーグ／脚本家：スコット・Z・バーンズ）にそっくりである。

「ニューヨーク・タイムズ」紙によると、二〇一九年末の段階でこのウイルス感染の恐怖を描いた映画へのアクセスはワーナー・ブラザース作品中二百七十位だったが、二〇二〇年三月には「ハリー・ポッター」シリーズに次ぐ二位に急浮上したとのこと。日本でも、アクセス数は激増しているようだ。予言と予告のような映画が意味するのは……。

習政権は、昨秋から戦争の準備をしていた

情報が錯綜するなかで流れた、「習政権は、昨秋から戦争の準備をしていた」「二〇

一九年九月には、すでに新型コロナウイルスが存在していた」「中国は生物化学兵器を製造していた」との噂も、フェイクとは言い切れなくなった。

なぜなら、武漢天河国際空港の税関で「コロナウイルスの感染が一例検出された」という想定での緊急訓練活動が二〇一九年九月十八日に実施され、湖北省の官製メディアが報じているからだ。

第一章に記した通り、同年十月、米ジョンズ・ホプキンス大学健康安全保障センターの上級科学者、エリック・トナー氏がこの度の新型肺炎と同類の致命的なコロナウイルスがパンデミック規模に達する場合のシミュレーションを行っており、「十八カ月以内に、六千五百万人が感染により死亡する可能性がある」という不吉な警告も発していた……。

アメリカの疾病コントロール・センター（ＣＤＣ）は、早々から中国政府に伝染病の専門家を武漢に派遣して、コロナウイルスの蔓延防止に貢献したいと申し出ていた。だが、中国は返事をしなかったという。これについても、台湾では「専門家が武漢に入ったら、天然のコロナウイルスか否かがバレるからだろう」と識者が語っている。

台湾そして欧米の識者らの発言には、いつしか武漢発コロナウイルスによるパンデミックに関するタブーはなくなっていた。「人工的なウイルス」との推測、解析が主流になっていったのだ。

トランプ大統領の首席戦略官兼上級顧問を務めた、スティーブン・バノン氏は二月三日、「アメリカは、中国政府が武漢で発生したこの問題を早々から知っていたと確信している。ところが、武漢の高官を含めダボス会議に千人以上を派遣し、ビジネスの問題は議論したが、武漢で新型コロナウイルスが拡散されていることには言及しなかった」「新型コロナウイルスが人工で合成したものであれば、中国共産党政権はおしまいだ！」と斬り捨てた。

二月中旬を過ぎても、日本のマスメディアは、世界のジャーナリズムが論じている内容、アカデミーが発表する内容を無視し続け、「ＳＡＲＳやＭＥＲＳ（中東呼吸器症候群）など他のコロナウイルスほど致命的ではないようだ」「中国側のデータに基づく新型コロナウイルスの致死率は約二％で、高齢者ほど高い」といったＷＨＯテドロス事務局長が発する言葉ばかり後生大事に報じていた。

読売新聞の報道は、「ジュネーブで（二月）二十四日に（テドロス事務局長が）記者会見した際に、イタリアやイラン、韓国で感染が拡大していることについて深く懸念していると述べた」「現時点では、封じ込めのできない世界的なウイルス拡散を目撃しているわけではないと強調した」「テドロス氏は、現時点ではパンデミックにはあたらないとし、パンデミックという言葉は『現実に即しておらず、恐怖を引き起こす可能性がある』との認識を示した」など。

中国の多くの都市がロックダウンとなり、病院がパニックに陥り、真実を語る者たちが次々と連行され行方不明になっている未曾有の事態のなかで……。

中国全土で消毒液やマスクなどの物資不足に直面していたが、湖北省の病院は医療廃棄物が山積し続け、武漢市の医療従事者は一説には三分の一が感染し、心身ともに限界に近づいているとの叫びも伝わっていた。医療現場が崩壊していたのだ。

世界の感染症を分析している英インペリアル・カレッジ・ロンドンＭＲＣセンターは、「武漢肺炎報告書」（第六回）で、「現在、中国を除く世界の患者の約三分の二は発見されていない」と報告した。

さらに、国際的な影響力を持つ科学雑誌二誌、英『Ｎａｔｕｒｅ』と米『Ｓｃｉｅｎｃｅ』が二月二十六日、「武漢肺炎が中国以外の世界の地域で急増しており、パンデミックは回避できないかもしれない」との警告を発した。

米英の一流学者らによる発信を、主婦などが好んで観るテレビのワイドショーは取り上げたのだろうか？　国民の視聴料で成り立っているＮＨＫは？　おそらく一度も「お伝えしていない」のでは？　したとしても泡沫ニュースで一瞬だけだろう。

何より日本政府は〝日本ファースト〟で鎖国政策をとることもなく、中国から、そして感染者の多い国・地域からも、人をだらだらと無責任に入れ続けていたのだ。このままでいけば、東京五輪・パラが開催できるはずもなかった。

一月五日に武漢ウイルスのゲノム配列の解読に成功

中国メディア「財新網」(二月二十六日付)、英字紙サウスチャイナ・モーニング・ポスト(二月二十八日付)が報じた内容にもここで触れておきたい。

復旦大学付属の上海公共衛生臨床センターの張永振教授の研究チームは、二〇一九年十二月二十六日から武漢の病院に入院し、呼吸器疾患の症状を呈した男性患者(華南海鮮卸売市場の従業員)を調べ、一月五日に武漢ウイルスのゲノム配列の解読に成功し、同日に中国国家衛生健康委員会に報告した、という。

その際、「SARSに類似する未知のウイルスで、呼吸器経由で伝播する可能性が高い」と感染拡大の防止措置を講じるように提言。上海公共衛生臨床センターは、バイオ・セーフティ・レベル3(すなわちP3)の実験施設がある。

「財新網」は、「中国科学院病毒(ウイルス)研究所は十二月三十日にウイルスを入手し、十日後にゲノム配列を解読し、その情報をナショナル・ウイルス・リソース・センター（ＮＶＲＣ）に保存したが公表しなかった」と報じたが、記事は削除された。

上海公共衛生臨床センターの張永振教授らが、一月七日に英科学誌「Ｎａｔｕｒｅ」に投稿（二月三日に掲載）した論文で、「武漢の患者のウイルスは中国で以前、捕獲されたコウモリから発見したＳＡＲＳ類似のコロナウイルス（bat-SL-CoVZC45とbat-SL-CoVZXC21）に最も近い」と指摘した。

香港大学の研究チームが一月二十五日までに発表した論文も、「二〇一五年から二〇一七年に浙江省舟山市で捕獲されたコウモリから初めて見つかったＳＡＲＳ関連のコロナウイルスに最も近かった」と記していた。

また「感染拡大の防止措置を講じるべき」との張永振教授らの提言に対し、中国の衛生当局の動きがなかったことで、張教授らのチームは武漢ウイルスの発生について対策を講じる用意がないと判断し、一月十一日にウイルス情報共有サイトvirological.orgに配列情報を公開した。ところが、中国当局から何ら説明がないまま、上海公共衛生臨床センターは突如、閉鎖に追い込まれた、という話である。

サウスチャイナ・モーニング・ポストは江沢民派に近く、「財新網」は王岐山《おうきざん》国家副主席に近いメディアである。科学チームの力量や正義心を、私自身一〇〇％疑うつもりはないが、これらの報道も何らかの政治的な意図、情報戦の一環ではないかと色眼鏡で見てしまう。いずれにせよ、江沢民派、習近平一派、王岐山派(?)との複雑な権力闘争(内戦)が関係していることだけは明らかだ。

「浙江省舟山市で捕獲したコウモリのゲノム配列は、二〇一八年五月、中国南京軍事医学院が米国立生物工学情報センターのDNAデータバンク(GenBank)に公開した」とも記されているが、旧南京軍区(現東部戦区)を〝我が軍〟として掌握してきたのは習近平である。

求人に奔走する葬儀屋

例年より長い春節(旧正月)休暇から明けた中国において、北京の庶民たちがどのような生活をしていたかもざっと書き残しておこう。日常生活に戻るどころか、「封鎖された都市」のなかで不安と恐怖と怒り、悲壮感などを抱えながら過ごしていた。

ロイター通信や台湾の「自由時報」(二月十一日付)などによると、北京市市場監督管理局は「先週、北京市内で営業していたレストランは約一万千五百軒で、全レストランのわずか一三%」だった。

都市部で三百六十店舗以上を経営するチェーンレストラン大手「西貝」は、「従業員約二万人の給料の支払いが危うくなった」と報じられ、北京の大手カラオケチェーンの「K歌之王KTV」もすべて閉店したまま、従業員約二百人が雇用契約を打ち切られた。職業教育チェーン企業の「IT兄弟連」北京校は、学生募集をストップして職員の解雇も決め、エレベーター内の電子広告などを展開する「中国新潮伝媒」は従業員五百人の解雇を発表した。これらの情報は、もちろん氷山の一角である。

感染を阻止するため、生産現場で工場労働者が医療現場と同じ防護服を着ている映像も出回っていたが、それも含め「企業側の経済的な負担」としてのしかかっていた。新型肺炎の発生地である湖北省武漢市のみならず、全国各地の中小企業が経営危機に直面し、すでに多くの人民が失職や給料の遅配、減給の憂き目に遭っていることが十分過ぎるほど想像できた。

中国発展改革委員会は二月十一日の記者会見で、「企業の早期生産再開を促す九つの措置」を発表した。そこには、

（一）物資輸送の保護に全力を注ぐこと。

（二）産業チェーンの修復、リアルタイムの監視と分析で人口移動を把握すること。

（三）換気・消毒、体温の監視など必要な措置で流行の広がりのリスクを効果的に軽

減すること。

（四）科学的かつ医学的な観察による集団隔離。

などの措置が掲げられた。

さらに十二日には、「共同防衛・管理メカニズムに関する記者会見」が開催された。運輸部交通服務事業部長が「高速道路の出入り口、地方の幹線道路、農村道路などの無許可の閉鎖や分離、緊急輸送車両の通行妨害などを厳重に禁じる」と述べ、高速道路のサービスエリア、料金所、省・地方の幹線道路にアウトブレーク予防と管理検疫所、または検査ステーションを設置することも公にした。

だが、北京が打ち出すこれらの措置に、武漢市はじめ地方の役人、経営者や人民が素直に喜ぶかは大いに疑問だった。

「中国当局は、経済安定のために外国人投資家の撤退を阻止し、経済的利益に重きを置いている」「政権の維持が最優先で人命軽視だ」といった反発につながっていた。「感染者数のピークはまだこれから」との予測もあった。

十二日には台湾メディアなどが、「中国政府が遺体袋を百万個、至急作るよう繊維工場に命じた」と報じた。「死体からも感染する」こともわかった。

また、皮肉なのは武漢において人手不足で「四時間で四千元（約六万二千八百円）」

などの好条件を提示し、求人に奔走していたのは葬儀場だった。ある葬儀場の募集要項には「幽霊（中国語で「鬼」と記す）を恐れず、大胆で強いこと」と記されていたことが拡散された。

「感染者が絶命前に処分されている！」との噂も広がった。

全国の強制収容所に押し込まれた、ウイルグル人や法輪功学習者など罪なき政治犯たちは無事なのだろうか？　殺人ウイルスを実験的にまかれて、どさくさで殺されているのではないか——。この頃から、私の脳裏にはこのような危惧が浮かんでいた。

私が何を言いたいのか。二月初旬の時点では、前述の通りの三つの仮説で「人工コロナウイルス（生物兵器？）が漏れた」と考えていたが、「中国当局はこの武漢ウイルスを積極的に使っているのではないか？」との疑念が沸いたのだ。

暫定三時間だけ封鎖が解除され武漢から〝大脱走〟

反共産党系メディアが、「武漢市政府内の人物からの暴露」として、武漢新洲区の感染者に関する統計データを報じた。同データによると二月十七日、武漢新洲区での肺炎の症例数は三千百四件、二月十九日は四千七百五十六件だった。これがもし事実なら、中国当局が発表している同日の数値の百倍近くに跳ね上がっていた。

ところが二月下旬になると、中国当局は「新型コロナウイルスの感染拡大の封じ込めに取り組み、これが功を奏している」「武漢の状況は好転している」としきりと喧伝した。しかしながら、武漢からは「日々、新たな感染者が増え続けている」「家族の一人が感染すれば、一家全員がおしまいだ！」「多くの家族がこれまで全滅したが、家に閉じ込められている今、さらに増えていく」といった叫びが発信し続けられていた。

今でこそ、世界の誰もが「Ｓｔａｙ　Ｈｏｍｅ」を別段特別なこととは考えないだろうが、公安による厳格な監視・管理体制が敷かれる武漢市、そして湖北省の各市、各地区の住民は、自宅待機という名の〝獄中生活〟を強いられていた。

武漢市のある地区では、外出は三日に一度、しかも家族のなかの一人だけが許されていた。また、多くの社区（都市部の基礎的な行政区画の単位で、出入り口に管理人が常駐）では、住民の出入りを厳格に管理するため、出入り口を一カ所だけにして、外出時と帰宅時のチェックはもちろんだが、自由な外出は許可されていなかった。

「ネットで購入した食料品や生活必需品を、社区の出入り口で受け取るだけ」との嘆息も、ＳＮＳに書き込まれた。生活必需品の一部は、配給になったとの話もある。

そのようななか、不可解な三時間の〝大脱走〟も起きた。

反共産党系メディアによると、武漢当局は二月二十四日午前十一時半頃、「武漢に出入りする車両と人員の管理の強化に関する文書」（第十七号）を発行し「武漢で立ち往生している、非在住者は市から出ることができる」と通知し封鎖を解除した。

ところが、同日の午後三時頃になると「第十七号文書は、市司令部の下に設置された交通管理当局が、市司令部や主要な指導者の同意なしに発行したものであり、通知は無効」と通知し、再び市が封鎖されたのだ。

すなわち暫定的に三時間ほどだけ封鎖が解除されたのだが、中国人弁護士の一人は「推定で三十万人ほどが武漢を脱出した」と、大渋滞の写真とともに翌日にＳＮＳに書き込み、それが拡散された。「逃亡できたのは、その通知内容を事前に知らされ脱出の準備を進めていた党幹部やその家族に違いない」「逃げた彼らは一体どこへ行ったのか？」などの非難が殺到した。

「新型肺炎の流行は、グローバル化の流れを変える出来事だ」

習主席は二月の中旬段階で、職場に戻るよう人民を促したが世界の経済・金融の専門家らは、「中国企業の少なくとも三〇％は、仕事をまだ再開していない」と解析していた。国内外の識者から「今後、大規模解雇による社会不安の広まり」「物不足によるハイパーインフレ」の懸念も発せられていた。職も食も得られない人民が暴動を起こすか、餓死者が大量に出回る可能性が示唆されたのだ。

米金融サイト「マーケット・ウオッチ」は二月二十九日、「チャイナ・ベイジ・ブック」の共同創業者兼最高経営責任者(CEO)で、中国経済と金融システムに関する権威の一人、リーランド・ミラー氏へのインタビュー記事を掲載した。

「チャイナ・ベイジ・ブック」は、二〇一二年以来、数千もの中国企業や業界関係者からの情報を収集し、経済関連の報告書を作成している調査会社である。

ミラー氏は、「中国の現地情勢は、メディアが報じているよりもはるかに深刻だ」「リーマンショックの二〇〇八年よりも悪くなると予測している」「大きな懸念は、何百万もの企業がキャッシュフローを持たないことから、デフォルト(債務不履行)に陥ることだ。中国政府はそれを望んでいないが、大惨事になるだろう。大量解雇は共産党にとって都合が悪い」「グローバリゼーションは、中国を通じて行われていると言われてきたが、世界中の自動車工場は、中国からの供給がないなか車の製造ができない」などと語っている。

イギリスの調査会社オックスフォード・エコノミクスは、「新型コロナウイルスがパンデミックになれば、世界全体のGDP予測から一兆千億ドル（約百二十一兆円）が消えかねない」との見方とともに、「アウトブレークがパンデミックのレベルに達する前に、大規模だが短期間の経済的打撃が中国に集中する」と発表した。

中国へ依存が続いてきた欧州連合（EU）の加盟国も、警戒心を露わにしていた。フランスのブリュノ・ル・メール経済・財務大臣は、ギリシャの首都アテネを訪問中の二月二十五日、「中国のアウトブレークは、フランスの多くの産業における〝戦略的脆弱性〟の問題を引き起こした」「中国に対する無責任かつ不合理な依存が浮き彫りになったことを、深刻に捉えなければならない」「新型肺炎の流行は、グローバル化の流れを変える出来事だ」などと語った。

中国のサプライチェーンに依存してきた多国籍企業が、いよいよ変革に着手していくはずだ。九〇年代から「世界の工場」の看板を掲げてきた中国だが、その役割の終焉どころか「共産党一党独裁政権はそろそろＴＨＥ　ＥＮＤか」というトーンすら織り交ざった情報戦の矢が、欧米諸国の各界から放たれていた。

だが、日経新聞のスタンスは「中国サマに甘く、日本人には隠蔽もしくは印象操作」に徹しているようだ。世界が次々と放つ「対中政策」大転換への決意を、あくまでトランプ大統領が習政権に仕掛ける喧嘩のようなレベルに矮小化、いや捏造して報じているのだ。

読売新聞は社説まで「トランプ大統領は、ＷＨＯが中国寄りだと批判している」と他人事なのだ。論説委員という「社内でそこそこ偉くなった貴方と新聞社の考え」をバシッと綴るのが「社説」でなかったのだろうか？　マスメディアのジャーナリズムの放棄ぶりには腹立たしさを通り超えて呆れるのみ。

アメリカからは、日本が親中的立場を取り続けることを「適切ではない」「習主席訪日は日本の国益にならない」との見解も強まりつつあった。

「（日中両政府内）に習主席の国賓訪日について、予定通りの実施は困難との見方が強まっている」ことも一部で報じられはしたが、二月二十八日、中国外交のトップの楊潔篪・共産党政治局員が来日した。四月上旬で調整していた習主席の国賓訪日について協議をするためで、安倍晋三首相や茂木敏充外相、北村滋国家安全保障局長などと会談した。翌日の二十九日、「来日を延期する検討を進めている」ことが産経新聞などから報じられ、その後ようやく延期が確定した。

ただ、中国全土においての武漢肺炎の実態や死者数に関する情報に「透明性がない」習政権を非難する声はほとんど聞こえず、「新型コロナウイルスが人工に操作されたものではないか」「サプライチェーンの中国依存からの脱却（脱中国政策）」に関する議論を、政治家、科学者、財界が表立ってしている様子はなく、マスメディアが特集番組を組まないことも明白だった。

そもそも、中国当局が必死に封じ込めようとしているのは何か？「ウイルスの起源と正体」そして国内で起きている真実すべてであり、ウイルスの封じ込めなど二の次、三の次なのだ。

習近平政権が船出して以来、中国共産党は現在進行形で激しい内戦状態にあると私は解析している。新興勢力である「習一派」の敵、江沢民一派らが「死のウイルス」を習一派とその重要拠点にまき散らさないとも限らない。その逆もあるだろう。そのための都市封鎖であり、検閲なのだと私は解釈している。

中国の支配層が「人命を守る」ために行動することはない。自分の身分と家族の命とカネ（資産）、共産党一党独裁体制を死守するために「政策」があり「宣伝」があり「外交」を仕掛けているのだ。

日本ウイルスに偽造しようとした

スイス・ジュネーブで記者会見した、ＷＨＯのテドロス事務局長は、二月二十七日、

「新たに九カ国で新型コロナウイルスの感染者が確認された」「このウイルスにはパンデミックの潜在性がある」と語り、特にイランとイタリア、韓国の感染拡大に懸念を示した。

三月二日には、「二日午前六時までの二十四時間で新型コロナウイルスへの感染者の増加数が、中国国外で中国の約九倍になっている」と指摘。「感染者の多い韓国、イタリア、イラン、日本の四カ国が最大の懸念だ」と述べた。

WHOは中国当局とともに、「世界にウイルスが拡大する状態」をニヤニヤしながら待っていたとしか思えない。

テドロス事務局長が日本を名指しで「最大の懸念」と述べたことについて、日本政府は、事実に基づいて発言するよう申し入れたという。当然のことだ！「中国以外の症例の八割は、韓国、イラン、イタリア」と悪意に満ちたこの男＝テドロスは発言を修正してみせたが、三月十日になると、「歴史上で初めて、制御されたパンデミックにできるかもしれない」と述べ、「中国では感染者八万人のうち、七〇％以上が回復している」とうそぶいた。

その翌日の十一日、「パンデミックとみなすことができる」「中国以外での感染者数は過去二週間で十三倍に増えた。今後、感染者や死者、影響を受ける国はさらに増えることが予想される」と表明したのだ。

中国本土が（まったくデタラメだが）回復し、中国を除く世界で感染者が増えている、というロジックでのプロパガンダ（宣伝）がこの時点から始まった。「イタリアウイルス」「日本ウイルス」などの表現も一時、出回った。

そして中国側は「世界からウイルスを持ち込まれないよう」と責任転嫁もはなはだしいフザけた理由を放ち、三月二十八日午前〇時（北京時間）から鎖国体制に入っていく。戦争の準備か。

この続きは別の章にて。武漢発のコロナ禍、WHOと習主席との〝黒い絆〟、習近平政権の傲慢さ、隠蔽体質……。欧米諸国が生命、経済の両側面で大ダメージを受けたまま耐え忍び、黙って放置するはずがない。

国家の主体性に乏しく、ジャーナリズムは死に絶え、メディアリテラシーに欠如し、なおかつ慢性的な情報鎖国（日本語だけで世界のニュースを読もうとする）状態にある日本以外は！　リベンジはもう始まっている。

第三章

地図から消えた「新しいラボ」とフランスの深い〝闇〟

武漢に二カ所ある「中国科学院武漢病毒（ウイルス）研究所」

「彼らの『新しいラボ』は、高度封じ込めの実験室を安全に操作するために必要な訓練を受けた技術者と研究者が、深刻なほど不足している」

「ラボには大規模な管理上の弱点があり、深刻な健康上のリスクをもたらす危険性があり、ワシントンが関与するよう」

これは米ワシントン・ポスト紙が二〇二〇年四月十四日に報じた、湖北省武漢市の通称「新しいラボ」の研究者らと面談した駐中国のアメリカ大使館員二人（環境・科学・健康部門）が、二〇一八年一月十九日に「敏感ではあるが機密扱いではない」レベルでワシントンに送ったとされる外電の一部である。

この「新しいラボ」の詳細を記す前に、武漢市には二カ所の「中国科学院武漢病毒（ウイルス）研究所」があることを認識してもらおう。

一つは武昌区にあり、一九五六年に設立（一九五八年七月正式に成立）された。中国当局が「新型コロナウイルス（COVID-19）発生源」と早々から喧伝して、解体した華南海鮮卸売市場とは長江を隔てて東南方向に約十二キロ離れた地点にある。

2カ所（武昌区と江夏区）にある
中国科学院武漢病毒（ウイルス）研究所

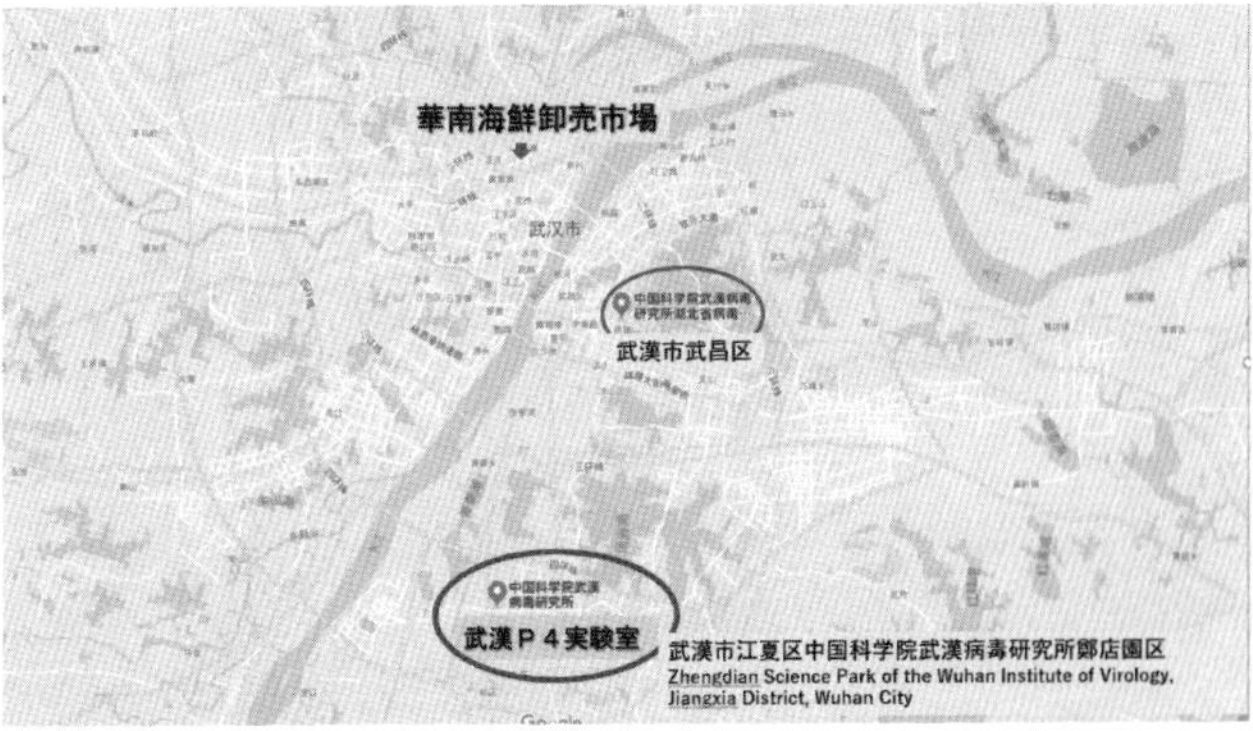

１月末の時点ではグーグルマップにマークされた「新しいラボ」（筆者提供）

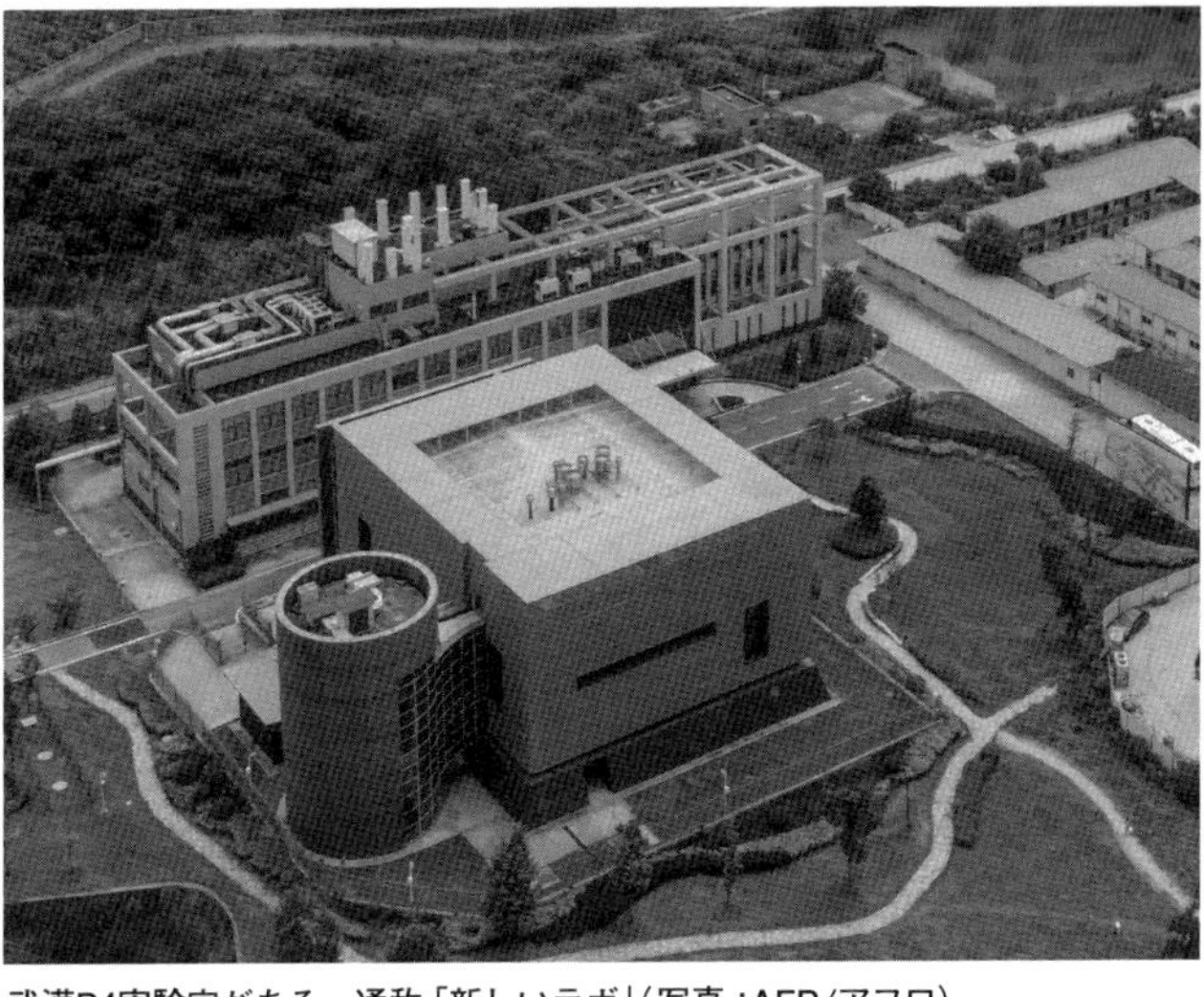

武漢P4実験室がある、通称「新しいラボ」（写真：AFP/アフロ）

そして、もう一カ所がアメリカ大使館員の指摘した「新しいラボ」である。武漢市郊外の江夏区にて、二〇一五年一月に建設工事を終えた。華南海鮮卸売市場からは南へ直線距離で三十二キロメートルほど離れている。

官製メディアは数年前まで「武漢国家生物安全（バイオ・セーフティ）実験室」と記し、地名（所在地）は「武漢市江夏区中国科学院武漢病毒研究所鄭店園区（ヂェンディエン・サイエンスパーク）」と表示されていた。

ところが、近年はこの「新しいラボ」も、「中国科学院武漢病毒研究所」と称され、ヘッドクオーターは「武昌区」から「江夏区」に移っていたようだ。

「新しいラボ」ができるまで

「新しいラボ」が武漢市郊外の江夏区に完成するまでの経緯を紹介しよう。

SARS（重症急性呼吸器症候群）の流行した翌年二〇〇四年一月、中国の胡錦濤国家主席がフランスを訪問し、ジャック・シラク大統領と会談。「中仏予防・伝染病の制御に関する協力」の枠組みが話し合われ、同年十月にシラク大統領が訪中した際に、中仏で協力合意書に調印した。

目的は、将来的に致死率の最も高いBSL－4（バイオ・セーフティ・レベル4）に対応できる防御レベル（Protection level）4の実験室（P4実験室）が備わる病毒（ウイルス）研究所を設けることだった。

「この時から、『中仏P4実験室』と生物安全実験室が設置され、スタッフの研修が始まった」と官製メディアは記しているが、おそらくフランスを主舞台に進めていたのだろう。

この頃、中仏の橋渡し役をしたとされるのが、パリのサン・ルイ病院で研修医をしていた陳竺氏である。帰国後は中国科学院副院長になり、上海交通大学システム生物医学研究所所長、中国衛生部部長、中国医学会会長、欧米同窓会会長、そして二〇二〇年五月現在、中国赤十字会の会長を務めている。これまでの輝かしい経歴は、江沢民元国家主席と長男・綿恒氏に大変に近い人物であるとの「噂」と無関係ではなさそうだ。

十年を経た二〇一四年三月には習近平国家主席が渡仏。フランス第二の都市リヨンのメリュー生物科学研究センターを見学し、「『新しいラボ』の建設は中国の公衆衛生にとって大変に重要であり、中国とフランス両国の協力の素晴らしい象徴」などと演説した。

ウイルス研究所の親組織に当たる中国科学院は、人材招致・養成策の「百人計画」プログラムに応募した十五人と、全米優秀青少年基金の受賞者五人などの若手を含む理系のスーパー頭脳を選び、「新しいラボ」に送り込む。

二〇一六年十二月の公式ウェブサイトには、百八十九の科学研究職を含む計二百六十六人のスタッフのなかで、八一％が博士号と修士号を取得していること。その多くがアメリカ、フランス、デンマーク、日本、オーストラリア、シンガポール、オランダ、イギリスなど海外とのつながりを持っていることが記されていた。

官製メディアの『湖北日報』は二〇一七年二月二十三日、フランスのベルナール・カズヌーヴ首相が訪中し、「新しいラボ」の落成式でテープカットを行い内部の視察をしたこと、フランス国立保健医学研究機構、認定委員会、外務省など、中仏のプロジェクト関係者ら百名以上が参加したことを報じている。

フランス農業開発研究国際協力センター（CIRAD）、パスツール研究所に在籍するなどフランスでの経験が長い袁志明《えんしめい》党委書記兼副所長（中国科学院武漢分院院長）（詳細は後述）は、記者団に対し「ウイルスの予防と制御は国境を越え、中国は世界の公衆衛生の安全を確保する責任を積極的に担っている」と語り、「（最も危険な病原体を研究するために指定された）Ｐ４実験室の安全性を維持するためには、開放的な文化が不可欠」と研究者らにハッパをかけたと報じられた。

「地図上」から地名とともに消えた

私が原稿を脱稿する六月初旬の時点で、武漢Ｐ４実験室がある通称「新しいラボ」（江夏区）はじめ武漢のウイルス研究所と、新型コロナウイルス発生との因果関係について世界で誰一人「断定」していない。

ただ、ワシントン・ポスト紙をはじめＦＯＸニュース、ＣＮＮ、ＡＰ通信などの米メディアは、四月十四日から十五日にかけて新型コロナウイルスについて「武漢の研究所から流出した可能性が高い」「中国政府は偽情報工作まで展開した」という疑惑を一斉に報じた。

ホワイトハウスで行われた同月十五日の記者会見において、「（新型コロナウイルスが）中国の武漢市内にあるウイルス研究所から広まった可能性があるのでは？」との記者の質問に対し、トランプ大統領は「徹底的に調査している」と含みを持った言い方にとどめた。

中国外務省の趙立堅《ちょうりつけん》副報道局長は翌十六日の記者会見で、「世界保健機関（ＷＨＯ）

は、ウイルスが実験室で作り出された証拠はないとしており、専門家も実験室から漏れたとの説には科学的根拠がないとの認識を示している」と反論した。

すると、トランプ大統領は五月初旬のインタビューで、「中国ウイルスの起源について、アメリカは確固たる証拠となる強力な報告書を公表する」と述べた。

「新しいラボ」の計画段階から深く関与してきたフランスが、ずっと高見の見物というわけにもいかないはず。トランプ大統領とエマニュエル・マクロン大統領は「ナショナリストvsグローバリスト（＝ディープステート側）」として関係は良好でないが、裏では米仏政府の熾烈な駆け引きがありそう、と私は考えた。

それとは別に、私には不可解さを抱えていた。グーグルマップの検索で二〇二〇年一月下旬の時点では存在したはずの「新しいラボ」が、いつしか「地図上」から消えていたのだ。「新しいラボ」が建設された武漢市江夏区の「鄭店園区（Zhengdian science park of the Wuhan institute of virology）」という地名すら、中国語でも英語でも出てこない。

「地図上」から消えた件を報じた私に、フランス在住の日本人（以下、K女史）は、「フランス語でも検索したけれど、武漢ウイルス研究所の文字すら入力できなかった」「フランス人の知人（一般の会社員）に、この件を話すと、『フランスには原子力戦艦の造

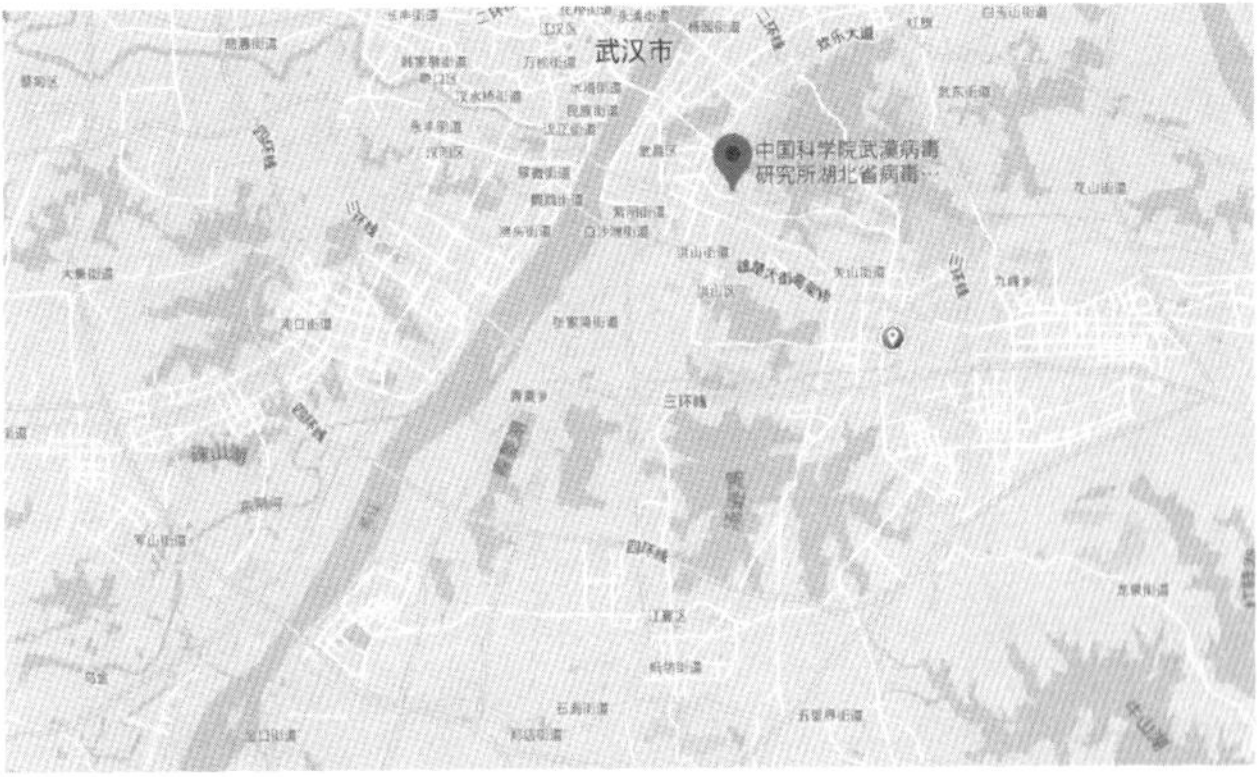

いつの間にか、江夏区の中国科学院武漢病毒（ウイルス）研究所は表示されなくなった（筆者提供）

船所など軍の最高機密がある場所は、敵からの攻撃を防ぐために地図上からあえて消すことがある』と言っていた」と教えてくれた。

もちろん、私も知っている。だが、二〇二〇年一月末頃までは間違いなく、グーグルマップが「存在」を指し示していたのだ。地図（一〇三頁）がその証明である。

地図上からその存在を、なぜ、誰の意向で“消した”のだろう？

もう一つある。若い女性研究者だった王延《おうえん》軼《いつ》氏（一九八一年生まれ）が、二〇一八年後半から中国科学院武漢病毒（ウイルス）研究所の所長に抜擢されたことだ。バイオ・ハザード・レベル４に対応するＰ４実験室も備わる「新しいラボ」（江夏区）と武昌区のウイルス研究所を統括する所長だと考えられる。

中国共産党の人事と支配構造はとても難解である。前述の袁志明氏（一九六三年生まれ）は武漢ウイルス研究所（武昌区・江夏区）の党委員会書記兼副所長という立場で、中国科学院武漢分院（武昌区）の院長も務めている。

すなわち武漢ウイルス研究所には、党委員会書記と所長という二重の支配構造になっていることがわかる。共産党が組織を統括するのでこれ自体が不可解な話ではないものの、所長・副所長の人事に注目すると、二〇一八年の新人事では「五十五歳の袁氏の上司として、三十七歳の王女史が就任した」ということになる。

中小企業なら「創業者の長女が社長に就任」という話は別段珍しくないが、中国科学院（中国におけるハイテク総合研究と自然科学の最高研究機関で国務院の直属事業単位）の人事なのだ。

〝頭脳明晰な一般人〟でないことは明らかだ。彼女については第五章に続けたい。

「フランス中国基金会」のフランス側の顔ぶれ

「新しいラボ」は、当然ながら巨額な資金を投じて完成させている。資金面だけではない。国家機密に相当する軍事技術の宝庫のはずだ。なぜなら、フランス人作家で、雑誌記者のアントワーヌ・イザンバール氏は、「(新しいラボにできた)P4実験室は特定の部品のシーリングの点で、わが国の原子力潜水艦のそれに匹敵する」と記している。武漢P4実験室の内部を視察したフランスの技術者が「自国のそれよりも、すごい」と語ったことも報じられている。

フランス政府で、中仏合同プロジェクトに深く関与してきたのが前述のシラク大統領、ニコラ・サルコジ大統領、外交官で医師のベルナール・ジャン・クシュネル氏とされる。同氏は「国境なき医師団」と「世界の医療団」というNGO設立者の一人で元国連高等職員、二〇〇七年五月に発足したフランソワ・フィヨン内閣では外務・ヨーロッパ関係大臣を務めた。

「新しいラボ」の資金集めの受け皿として、「フランス中国基金会」が発足した。同基金会のフランス側メンバーには、ヘアカラー商品で世界的に名を馳せるロレアルのジャン-ポール・アゴン会長兼CEO(最高責任者)、グッチ、サンローランなどグローバル・ラグジュアリーブランドを有するケリング・グループ他、ユダヤ社会の重鎮でディープステート(国際金融資本・ユダヤ系左派)の一員とされるジャック・アタリ氏の名前もある。欧州復興開発銀行の初代総裁で歴代フランス大統領のブレーンであり、「欧州のキッシンジャー」的存在の超大物だ。

在仏の識者から「マクロン大統領にエドゥアール・シャルル・フィリップ氏（共和党）を首相候補に推薦したのはアタリ氏」と聞いたが、そのフィリップ首相もメンバーである。同じくメンバーの、社会党のローラン・ファビュウス元首相（オランド大統領時代の二〇一二―二〇一六年の外務・国際開発大臣）は、アタリ氏とパリ十六区の高校で同級生という間柄にある。

次のパリ市長候補の一人で、若い天才数学者のセドリック・ヴィラニ（Cedric Villani）氏など、フランスで最も影響力を持つスター人材も「フランス中国基金会」のメンバーである。

そして、同基金会のフランス側の運営委員長（二〇〇八―二〇一五）を務め、「新しいラボ」開設のため事実上の中核として〝汗を流し〟続けてきたのがメリュー財団会長、バイオ・メリューグループ（Biomeriux）社長などの肩書を持つアラン・メリュー氏である。

メリュー家と中国の深淵な関係

メリュー家の三代目で一九三八年にリヨンで生まれた彼は、リヨン医学医科大学で

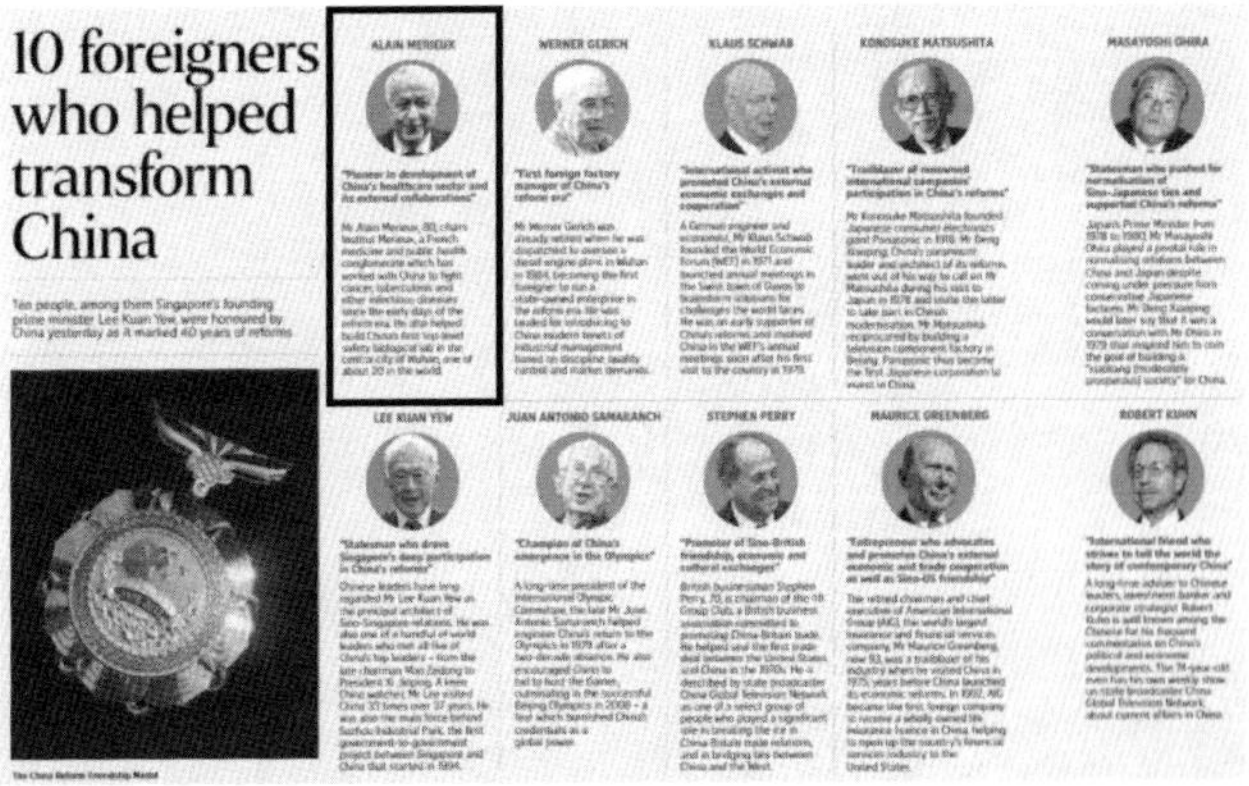
10 foreigners who helped transform China

Ten people, among them Singapore's founding prime minister Lee Kuan Yew, were honoured by China yesterday as it marked 40 years of reforms

ALAIN MERIEUX

WERNER GERICH

KLAUS SCHWAB

KONOSUKE MATSUSHITA

MASAYOSHI OHIRA

LEE KUAN YEW

JUAN ANTONIO SAMARANCH

STEPHEN PERRY

MAURICE GREENBERG

ROBERT KUHN

2018年12月、中国政府が北京の人民大会堂で行った改革開放40周年を祝賀する式典で、アラン・メリュー氏含む外国人10人に「中国改革友誼章」が送られた。上段の一番左がメリュー氏

薬学を専攻し、ハーバード・ビジネススクールで経営を学んだ後、祖父のマルセー・メリュー氏が設立した団体を引き継ぐ。結核や破傷風など感染症の研究を行うメリュー研究所は、百年以上前に祖父マルセー氏が作った。

三代目のアラン・メリュー氏は、自国フランスで勲章を二つ、ブラジル、バチカンなどからも勲章を授与されているが、注目に値するのは中国政府からも授与されている点である。

二〇一八年十二月、中国政府が北京の人民大会堂で行った改革開放四十周年を祝賀する式典で、外国人十人に「中国改革友誼章」が送られた。その一人が彼だったのだ。世界中の「わずか十人」に絞り込まれた受章者には、シンガポール「建国の父」リー・クアンユー氏、日中友好を促進した大平正芳元首相、パナソニック創業者の松下幸之助氏ら鬼籍に入った人物が含まれており（日本から二人も選ばれている！）、人民大会堂の壇上に立ったのは、アラン・メリュー氏ほか世界経済フォーラム（ダボス会議）主催者のクラウス・シュワブ氏（ドイツ）ら四名だった。

メリュー氏への功績に関する中国側のリリースには、「中国の医療衛生事業の発展と対外合作に力を尽くした開拓者。一九七八年に初めて訪中、結核予防、感染抑制、伝染病防護など広く、持続的な合作を始めた。中国に生産研究開発基地、高レベル生物安全実験室を建設し、中国の研究レベルを高めた」と記されている。

少なくとも、メリュー氏が中国と長きにわたり、大変に密接な関係にあったことがわかる。中国メディアは、「メリュー家はフランスの政治・経済界で最高の地位を築き、その歴史は人とウイルスの戦いの百年の歴史の縮図である」とも讃えている。

本人もまた、「一九七八年、当時はスイス航空で、しかも週一便しかなかったが中国に初めて行った。そして最近も中国に行っている」「中国を訪れるたびに、家に帰ってきたとの気持ちが沸く。中国の指導者は、いつも尊敬されていると感じる。私の子供たちは、多くの中国人との友情を築いてきた。子供の友人とも会うし、彼らと自分の子供を見て幸せだ」と語っている。

子供たちとは、ロドルフ氏、クリストフ氏（死去）、そして彼の事業の後継者である三男アレクサンドラ氏を指すと考えられる。

さらに「中国のＰ４実験室の建設をなぜサポートしたのか？」と中国の記者に尋ねられ、「私はフランス人のなかで、最も中国の血が流れている人間だと思う」「Ｐ４実験室が中国の『一帯一路』構想のモデルとなり、リヨンで始まり武漢に到着する」「現在、このプロジェクトは順調に進んでおり、中国だけでなく世界にも大きな貢献をするうえで、非常に成功していると思う」「今日の中国の発展を見る際、自身はビッグデータや人工知能を知らない。これは私の認識を超えている。この方面は、中国から学ぶ必要があると思う。中国の発展速度はとても速い」などと語ったことも報じられた。

さらに、メリュー氏は「バイオ・メリュー・チャイナに対する私の目標は、フランス企業の支店ではなく、中国とフランスの企業になること」「我々の国と国の間には文化やイデオロギーは大きく違うが開放しなければならない。科学には国境がなく、協力には未来があり開放の歩みは止まらない」と語ったという。

メリュー財団のサイトによると、財団が二〇〇七年より中国衛生部と感染症予防とその治療について共同作業を行っていること、結核薬剤耐性検査の向上をめざした二つのプロジェクトに関わっていることなどが記されている。

江沢民ファミリーに近い前述の陳竺・中国赤十字会の会長は、同年から二〇一三年まで衛生部の部長だった。メリュー財団とその衛生部の国際協力オフィスが新疆ウイグル自治区や広西自治区で〝活動〟していた……。

古くは毛沢東の時代から鄧小平時代、江沢民時代、そして今日に至るまで新疆ウイグル自治区で共産党と人民解放軍、武装警察がしてきたことは核実験を含めた民族弾圧だけではなかったのか？

二〇一二年十一月七日、中国を訪れていたメリュー氏は、習主席よりメリュー財団の中国での活躍に対して謝意を表され、武漢での感染症に関する第二回中仏シンポジウムに、在中国フランス大使、フランス医学アカデミー学長とともに出席をしている。

二〇一四年三月、習主席は「武漢P４実験室」の建設にあたって、技術と設備が導入された「リヨンのP４実験室」を訪れた。

そして翌年二〇一五年一月末日に「新しいラボ」が竣工すると、メリュー氏は「フランス中国基金会」の運営委員長を辞任する。「武漢P４実験室」開設の目途がついて、次なるミッションへ進むためだったのではないか？

いずれにせよ、二〇一八年十二月の「中国改革友誼章」の受賞時のインタビュー内容でもわかる通り、メリュー家のビジネスは中国においてますます発展型のようだ。

「最も中国との関係が古い地」リヨン

アラン・メリュー氏は、自身が起業して上場したバイオ・メリュー社の他に、少なくとも二社の大株主でもある。一社は、免疫療法に関わるトランスジーン（Transgene）で、もう一社は食品安全から農業用化学薬品、化粧品などを扱うグローバル企業。世界二十六カ国に支社があり、中国にも四カ所に研究所を持つニュートリサイエンス（NutriSciences）である。

そしてメリュー氏の妻は、一八九九年にリヨン郊外に拠点設立された自動車、バス、トラック、軍用車両メーカーのヴェルレー（Berliet）創業者の娘である。ヴェルレーは、シトロエンの一部となりルノーに買収されてブランドは失っている。

メリュー家と妻の出身地リヨンは、フランスのなかでも最も中国との関係が古い地で、リヨン駅周辺に最初のチャイナタウンが形成された。

フランスへの中国系移民は、古くは第一次世界大戦時の労働不足による広東省とベトナムからの労働移住者たちだった。

働きながら学べる「勤工倹学」プログラムで同国に渡ったなかに、周恩来、鄧小平、陳毅、科学者の銭三強、芸術家の徐悲鴻、文学者の巴金などがいた。一九二一年七月に中国共産党が設立し、フランスにも「中国社会主義青年団」が結成され、周恩来が青年団の総書記に就任した。

同時期に、中国が海外に設立した唯一の大学系の機関がリヨン中仏大学だった。一九八〇年代に大学が再開、かつてリヨン中仏大学があった場所は記念跡地になっている。

移民問題に関心を持っていた私が十数年前に読んだ記事に、「闇労働者の入国を手引きする中国人ブローカー組織が、パリとリヨンで解体された」「リヨンに古くからある中華料理屋のオーナーが裏で手引きしていた」との内容があった。中国からの闇労働者を、中華料理屋や総菜屋、家政婦などとして送り込んでいたようだった。

前出のフランス在住のK女史はこう語っている。

「リヨンについて、これもフランス人が言っていたのを思い出したのですが、フランスのマフィアはリヨンに多くいると。マフィアはイタリアだけでフランスには存在しないと思っていたので、これを聞いた時、驚いたのを覚えています」

フランス情報局（FJK）は、十年ほど前に中国人コミュニティの性格を表すキーワードに、「隠密・自給自足経済体制・連帯・非合法」を挙げていた。異国に集住する中国人コミュニティの実体は、長らく治外法権的な中国アングラ自治区だった。

パリにも中華街は複数ある。パリ三区のタンプル通り周辺──古くからの温州系移民を中心に皮革製品や貴金属や宝石を扱う商店が集中する。パリ二十区のベルビル地区周辺──かつてマグレブ系（北アフリカ）などアフリカ系移民が多く住んでいたが、七〇年代に温州系、カンボジア出身の潮州系華人、香港系が移住した。その他、主要都市にもインドシナ系、中国系移民の集住する地区があり、フランス生まれの二世や三世もいる。

ただ、経済成長を続け金満になった中国共産党政府には、パリやリヨンの中華街に寄生するこういった華人と、彼らの手引きでフランスにわたった中国系新移民（多くは闇労働者）とは別に、九〇年代から新戦略が動き出していたと考えられる。

ごく一部の超エリートをフランスへ送り込み、パスツール研究所がその代表格だが、フランスが世界に誇る技術、バイオテクノロジー、ワクチン生産などの現場で学ばせていったのだろう。フランス他デンマークなどでの滞在経験もある前出の袁志明党委書記兼副所長（中国科学院武漢分院院長）は、その代表的な一人のはずだ。

もう一人、世界的には著名ではないが〝中仏の民間大使〟の異名を持ち、フランス政界では名の知れた中国人、何福基氏の存在がある。

カンボジア生まれで、プノンペンに貿易会社を設立。中国、フランス、チェコ、オランダ、デンマークと取引し、一九六〇年から一九七五年まで、彼の会社がフランスの協同組合と軍事代表団の唯一の食品サプライヤーだったという。

パリへ移住した後は高級中華料理店の経営に乗り出したようだが、八〇年代、政界に進出していたサルコジ氏とすでに交流があった。彼が市長に当選した時に、何氏の中華料理屋でお祝いしたとのエピソードが残っている。

天安門事件で、中仏の政府間の関係が一気に冷え切った後も〝親中工作〟をしてきたのが「恵比須顔」の何福基氏だった。

『人民日報』などでも事実、彼が持ち上げられている。フランス国際ケータリング協会、フランス国際観光連盟副会長といった役職のみならず、シラク大統領から一九九六年に「フランス国家功労騎士団」を、内務大臣だったサルコジから二〇〇三年に「フランス国家功労者賞」、二〇〇八年にはサルコジ大統領から最高のメダル「フランス国家功労勲章」も授与されている。

写真入りの報道からは、今に至るまでサルコジ元大統領との親しい関係が確認できる。

殺人疑惑のある人物もメンバー

武漢Ｐ４実験室を備えた「新しいラボ」、そして「フランス中国基金会」の中仏ツートップについてはすでに記した。

そのうえで、Ｇ-Ｎｅｗｓ（gnews.org）にペンネーム（himalaya_hawk）で二〇二〇年二月二十日に掲載された興味深いディープな内容をもとに、補足や説明も加えながら話を進めよう。このＧ-Ｎｅｗｓは、ＮＹへ逃げ込んだ中国の〝お騒がせ大富豪〟郭文貴氏が関与すると考えられる英字メディアである。

補足すると、郭氏は九〇年代以降の江沢民時代の全盛期に〝情報帝国（世界の情報諜報スパイネットワーク）〟を築いた曽慶紅国家副主席とその子分らに近い人物だ。二〇一七年四月、米フロリダ州パームビーチの別荘「マール・ア・ラーゴ」で開かれた米中首脳会談で、習主席がトランプ大統領に対し、「中国への送還や横領品の回収への協力」を願い出た際に名前が挙がった人物の一人とされる。

「新しいラボ」設立には、言うまでもないが親組織の中国科学院が絡んでいる。正式な名称が、中国科学院武漢病毒研究所であることからも、それは確かな事実である。

そして、設立までのロードマップのなかで、胡錦濤と習近平の国家主席二人が、フランス政府他との関係において最前線に立っていることも公になっている。

では、中国科学院をトップ人事とともに長年、牛耳ってきたのが誰なのか？　一九九九年以降、〝鉄のグリップ〟を維持してきたのが江ファミリーで、具体的には（現在は九十歳半ばの）江元主席と長男の綿恒《めんこう》氏、というのが一つの説として長年、定着している。

「新しいラボ」の資金集めの受け皿である「フランス中国基金会」の中国側のメンバーには、江ファミリーに近いアリババ元CEO（最高責任者）のジャック・マー（馬雲）氏やテンセントCEOのポニー・マー（馬化騰）氏、バイドゥ（百度）のロビン・リー（李彦宏）氏などが関わっている。

中国の四大ポータルサイトの名称及び運営等を行う中国のIT企業、網易（ネットイース）の丁磊CEO、SOHO中国の潘石屹・張欣社長夫妻、国務院系で中国光大グループに属する中国光大銀行の株主、マカオのカジノ王、スタンレー・ホー氏の娘で実業家、香港系カナダ人のパンジー・ホー氏の名前もある。

G-Newsが報じる「フランス中国基金会」のメンバーには、無名ながら疑惑の人物も含まれていた。二〇一八年七月、「王岐山国家副主席に近い企業」と噂されてきた海南航空集団（HNA）の王健会長（組織のナンバー2）が仏プロヴァンス地方で転落死した。この不審死は「事故死」と処理された。だが、世界の一部メディアが「突き落とされ殺害された」と報じた。この、王健会長の殺害に関わったとの疑惑が持たれている人物の名前だった。

この事件には続きがある。同年九月、リヨンが本拠地の国際刑事警察機構（ICPO、インターポール）の孟宏偉《もうこうい》総裁が、「重要な会議がある」と中国へ呼び寄せられ空港で御用。拘束されたのだ。孟氏が妻へ送った最後の短いSNSの内容は九月八日、世界に公開され私も「夕刊フジ」一面で報じた。

その内容は、九月二十五日「私の電話を待て」。ラストは直後のナイフのアイコン。これは、「殺される」との隠語（叫び）だと考えられる。

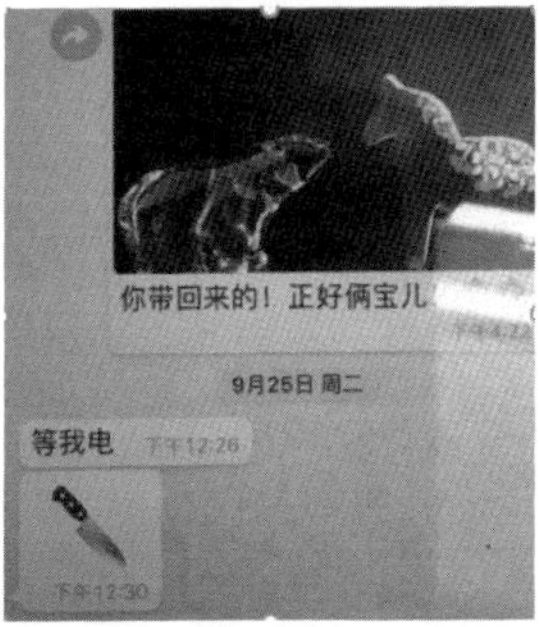

2018年9月8日、国際刑事警察機構（ICPO、インターポール）の孟宏偉総裁が妻へ送った最後の短いSNSの内容が世界に公になった

孟氏は習一派と敵対関係にある江沢民派の周永康《しゅうえいこう》（元序列九位・終身刑）の手下だった。二〇〇四年に中国公安部副部長（次長）となり、同年八月からICPOの中国局局長を兼務。二〇一六年十一月に行われたICPO総会で

は、全会一致で総裁に選出されたのだ。

絶大な力を有する、江沢民一派の人事工作が実ったのだ。

世界的な捜査協力、特にテロリスト、資金洗浄、国際犯罪組織、麻薬武器密輸の取り締まりが目的（いずれも中国人が主たるターゲットでは？）のインターポールの総裁の座をゲットしたのだから。ところが、わずか二年弱で自国の習政権に「御用」になるとは、さすが〝黒社会と表裏一体〟の中国共産党組織である。

孟氏の若妻とおぼしき女性が、顔を出さず背中で、リヨンにおいて記者会見に臨んだ主旨は、「夫は、私（妻）と幼子の〝政治亡命〟を求めることを希望していた」だった。前年の二〇一七年十二月、中国海警局長ほか要職を失った孟氏が切羽詰まった状況にあることを夫婦は、すでに話し合っていたようだ。

北京に不自然な方法でおびき寄せられた孟氏は辞表を書き、後日、収賄罪で起訴と報じられたが、「海航集団の王会長の不審死に関わっている孟氏が、自己保身のために今後、真実を欧米諸国に語ってしまうことを中国政府が恐れていた」との説も噴出した。

少し話題が広がりすぎた感はあるが、シンプルには私が何を言いたいのか。

・フランスで中国共産党と最も関係が古い都市はリヨン。

・フランスのマフィアはリヨンに多くいる。
・ＩＣＰＯの本拠地はリヨン、江沢民派の孟宏偉が二〇一六年十一月に総裁に選出。
・リヨンはメリュー夫妻の出身地。
・アラン・メリュー氏が運営委員長を務めた「フランス中国基金会」メンバーに「王健氏殺害に関わった疑惑が持たれる」人物の名前がある。
・王健会長の死に「関わった？（との噂が出ている）」「知っている可能性が高い」ＩＣＰＯの孟総裁が北京で御用となった。

私は解けないパズルに挑んでいる……。ただ、二千年の歴史を有し旧市街がユネスコの世界遺産に登録されている美しい街リヨンが、なんだかドロドロした街に見えてきたのは私だけだろうか。

南普陀(Nanputuo)プランの恐ろしさ

Ｇ-Ｎｅｗｓには、一般の感覚を持った人々が聞いたら大部分が「嘘でしょう！」と信じないであろう「陰謀」も記されている。それも紹介しよう。

「難破船計画」という計画に絶滅計画があり、その名称は「南普陀（Nanputuo）計画」。

南普陀は地名で、同地で中国指導部のごく一部だけが集まり計画を練ったことから、「南普陀計画」なのだという。

中国当局は「コロナウイルスの製造」段階から、生物兵器戦争をアメリカに仕掛ける予定だったこと、膨れ上がった中国国内（と世界？）人口の淘汰を目論んでいたこと。「一帯一路」構想に深く関係する都市にばらまき、その政府を骨抜きにすることで、自分たちがコントロールできる場所にするとの目的があったこと。そのために「武漢P4実験室」が存在すること。この計画のドラフトをまとめたのは江沢民元国家主席。その「パンドラの箱」が開いてしまった、という内容である。

フランス在住のK女史は、ごく一般の科学者（研究員）のフランス人に、三月初旬に武漢P4実験室について話をしたそうだ。当然のように実験室のことは良く知っていて、「このウイルスは兵器ではない、兵器だったら老人だけに効果のあるウイルスは作らない」と語ったという。

私はこの言葉に逆にピンと来た。

「膨れ上がった中国国内の人口の淘汰」を中国の支配者が望んでいてもおかしくはない。長年一人っ子政策を推進した中国は、生産性がない老人だらけなのだから。とすれば、これこそ中国共産党や世界の「悪魔のような」一部支配層が「望んでいたウイルス」ではないかと。

G-News（二〇二〇年二月二十日付）の「南普陀計画と実際の変化」組織図によると、江沢民と長男、綿恒、その長男（すなわち江沢民の直系の孫）志成の他、習近平国家主席と王岐山国家副主席らも関わっているようだ。

江沢民派の孟建柱元公安部長（中国共産党中央政治局委員、中国共産党中央政法委員会書記、公安部部長兼党組織書記、武装警察第一政治委員、中央社会治安綜合治理委員会副主任、総警監＝警察最高位などを歴任）と、孫力軍公安部副部長の名前もある。

ところがその後、孫力軍副部長は失脚し四月に逮捕。引退していたはずの孟建柱元公安部長が五月三日に逮捕、北京と上海の公安部幹部数十名も逮捕されたことが報じられた。同計画には終身刑が決まっている薄熙来《はくきらい》・元中央政治局委員兼重慶市党委員会書記の名前もある。

「死人に口なし」ではないが、トカゲのしっぽ切りか？　牢獄に押しやり葬ることで「南普陀計画」の存在をこの世から消し去るつもりなのだろうか？　それと、ICPO孟宏偉元総裁も公安部出身であり、孟建柱元公安部長、孫力軍副部長とは先輩後輩の関係にある〝失脚公安トリオ〟なのだ。

中国の最高幹部ら一部は、フランスの関係者に隠れてハルマゲドン計画を立てていたのか？　フランス政府、メリュー氏やジャック・アタリ氏などまったく気づきもしなかったのだろうか？　それとも……。

HIV博士が「ウイルスは人工的、武漢の研究所でつくって漏れたのだろう」

フランスのマクロン政権は、「世界のナショナリズム勢力」を代表するトランプ政権とは「水と油」である。「バラク・オバマ米政権がモデル」とも言われるマクロン大統領の政府は、右派と左派の垣根を取り払った政府を構築している。

そして「フランス中国基金会」に名を連ねる大物たちは、セファラード・ユダヤ系（アフリカ系ユダヤ人）移民のジャック・アタリ氏を軸に、ロッチルド銀行、モーガン銀行などディープステートの一員もしくは近く、マクロン政権とも密接な関係にあると考えられる。補足するとグランゼコール（スーパーエリートを養成する「大学校」）の卒業生たちでもある。

フランス在住のK女史は、「フランスに矛先が向かないよう、国民一人一人も皆、口を閉じていた。この話題を避けている感があった」と語っている。すなわち、ウイルスの起源と原因追究の話題はほとんど報じず、トランプ大統領とアメリカの批判を繰り返していたようだ。

この章の冒頭に記した通り、米英メディアは四月十四日から十五日にかけて新型コロナウイルスについて「武漢のウイルス研究所から流出した可能性が高い」との疑惑を一斉に報じた。

だからなのか、あるいはＨＩＶウイルスを一九八三年に発見し、二〇〇八年にノーベル生理学・医学賞を受賞したフランスのリュック・モンタニエ博士の、計算がなく純粋無垢な発言が火を点けてしまったのだろうか？

モンタニエ博士の発言を、まずご紹介しよう。

四月十六日のフランスのサイト『どうして？　ドクター』の音声インタビューで、モンタニエ博士は「新型コロナウイルスは人工的なもので、武漢の研究所でつくられたのだろう。事故で流出したはず」と語った。

そして第一章で紹介し、アンソニー・トゥー（杜祖健）博士も興味を持った、インドのデリー大学とインド理工学院に所属する研究者たちが「ｂｉｏＲｘｉｖ」にＵＰした「エイズウイルスのそれとの類似性」に関する研究論文を、同博士は「（類似性が）偶然である可能性は低い」と語った。

論文の「新型コロナウイルスのタンパク質に新しい四つの挿入配列があり、データベースの配列と比較し、四つの挿入配列がＨＩＶウイルスのタンパク質配列の中にあることを見つけた」にＨＩＶ博士の心が躍動したようだった。

論文が取り下げられたことについては、「インドの研究者らは圧力に屈した。自分は八十三歳、怖くない」とも語った。

ノーベル生理学・医学賞を受賞する以前から、モンタニエ博士はラスカー医学賞（アメリカ財団）、シェーレ賞（スウェーデン）、ガードナー賞（カナダ）、ファイサル王医学賞（サウジアラビア）、ハイネケン医学賞（オランダ王立アカデミー）、アストゥリアス皇太子医学賞（スペイン）、日本からは科学技術者に贈られる「日本国際賞」を授与されたスゴい人物である。

「生物兵器庫と化してしまうのではないか？」との不安

間髪入れずに翌日の四月十七日、仏国際放送局ラジオ・フランス・アンテルナショナル（ＲＦＩ）が「調査報道の記事」として下記のような内容を発表した。

「フランス国内には、中国武漢に『Ｐ４実験室』を造る計画の妥当性を疑問視する声が以前から相次いでいた。おもな理由は、中国当局がＳＡＲＳ後にフランス政府の援助で建てた幾つかのＰ３実験室の用途の公表を拒否し続け、恐ろしいほど透明性に欠けていることだった。Ｐ４実験室もその二の舞になり『生物兵器庫と化してしまうのではないか』との不安も高まっていた」「ただ、外務省、国防省と国防国家安全保障事務総局（首相府）の担当閣僚や、細菌戦など生物兵器研究の専門家らは態度を保留した。政治家は反対を退け計画を承認した」

「アラン・メリュー氏は二〇〇八年にフランス側の代表として、中国側の陳竺氏とともに実行委員会の委員長に就任。計画は二〇一〇年より本格的に始動した」

私もＲＦＩ中国語版で確認した。さらに詳細に十数年の中仏共同プロジェクトの経緯とともに、中国への強烈な不信感をにじませる内容が噴出していた。

「中仏予防・伝染病の制御に関する協力の枠組みを締結したのが、ＳＡＲＳが流行した翌二〇〇四年。しかし、当時からフランスの細菌戦争の専門家らが反対を唱えていた。なぜなら、二〇〇一年九月の米中枢同時テロ以降、フランスの国防国家安全保障事務総局（ＳＧＤＳＮ）が『Ｐ４実験室』は生物兵器庫に変容するのではないか、との懸念を抱いていた。すなわち、中国がいずれ同様の目的でＰ４実験室を使用する可能性があるという危惧があった」

「フランス議会の総意ともほど遠かったが、シラク大統領とジャン＝ピエール・ラファラン首相は『中仏共同プロジェクト』の合意へと突き進んだ。医療機器関連や製薬業界が後押しした、との話もある」

「しかしながら、中国との共同プロジェクトを進めるうちに、フランス側は徐々に不信感を高めていった」

「P4実験室は原子力潜水艦に匹敵する高い気密性を要求され、複雑な構造を持っている。そのため、高い信頼性と技術力を持つフランスの専門企業十五社が、世界最高レベルの技術力を提供するはずだった。ところが、建設の過程でトラブルが絶えず、徐々にフランスの専門家の技術指導を警戒したり排除したりするようになった。それどころか、中国の企業が大部分の建設を請け負うことになった。


フランス側は工事を中止しようとしたが、中断による経済的損失に耐えられないため進退窮まってしまった……」

「二〇一七年二月には、ベルナール・カズヌーヴ首相と保健大臣が『武漢P4実験室に、フランス人研究者五十人を五年間送り込む』ことを発表。実験室のバイオセーフティレベルを向上させる中仏共同研究プログラムの作成と実行をめざし、技術的な専門知識の提供を中国側に約束した」

といった内容だった。

フランスの「言い分」は「言い訳」か

「我々が知らないことが起きているのは明らかだ」

さらに、フランスのマクロン大統領は四月中旬、英フィナンシャル・タイムズ（FT）紙のインタビューでこう述べた。併せて仏大統領府は「現時点で、新型コロナウイルスの由来が『新しいラボ』であることを証明するものは何もない」との声明を発表した。

そして、右派の代表的な『フィガロ』誌（二〇二〇年四月二十四日号）には、「中国の大嘘」という特集が組まれた。

「武漢P4実験室はリヨンのP4実験室のコピーとして、メリュー財団とパスツール研究所、その他十五社ほどの金銭的支援により建設された」「完成した途端に、パリと北京の間の愛の炎は途絶えた。新しいラボに派遣されるはずだった五十人のフランス人研究員は、そこに一歩足りとも足を踏み入れることが出来ていない」「それどころか、二〇一六年以降、両国の感染症委員会の会合すらない」「両国で締結した内容、フランス側の意図に反して『武漢P4実験室』は中国人の研究者で占められ、フランスの科学者による制御を逃れている」など。

同時期、『ル・モンド』がインタビューしたパスツール研究所の研究者のエティエンヌ・シモン＝ロリエール氏の内容は、「新型コロナウイルスが人工的なものであることに疑いを持つことは、あまりにも自然なことのように見える。そのようなウイルスを作成するには、世界中のほとんどの研究室が持っていない技術的な知識が必要。間違いなく世界で十二カ所以下だ」と述べたと記されていた。

これらは、フランスの一部から噴出した「言い分」としても、フランス全体にとっては「言い訳」になりそうだ。

中共の大義名分は「感染抑制、伝染病予防」だが「人権」の概念がない政治集団にとっての〝本丸〟は軍拡。生物化学兵器の開発のための技術を盗み取ることだったのではないか？

「海鮮市場から出たというのは美しい伝説だ」

再び、リュック・モンタニエ博士が語った内容を紹介したい。フランス政府組織で通訳もするパリ在住の今井佐緒里氏（欧州研究者・文筆家・編集者）が抄訳を発表していたので簡潔に記そう。

「驚いた。そこには別のウイルスの配列が入っていたのだ。それは自然に混ざったものではない。大元はコウモリのウイルスだから、それを組み替えたのだ。海鮮市場から出たというのは、美しい伝説だ。そのような可能性はない、乏しい。最も合理的な仮説は、誰かがエイズ（ＨＩＶ）のワクチンを作りたかった、そのためにコロナウイルスを使ったと考えることだ。陰謀論ではない。陰謀論とは、何かを隠す人のことだ。ウイルスは武漢の研究所から逃げたものだろう。中国政府が知っていたのなら彼らには責任がある。中国は大きいので、間違いは起こるだろう」

モンタニエ博士は、「トンデモ学者」「オカルト学者」との揶揄もあるそうだ。名誉教授だがパスツール研究所から縁を切られ、フランス国立医学アカデミーからも非難され、メンバーだが足を踏み入れることはない、という。

私は欧米の科学者に関する情報を多角的に持ち合わせていない。そのためモンタニエ博士への非難や揶揄を、額面通りに受け止めるつもりはない。

ただ、「生物兵器など悪意であったのか？」の質問には「ＮＯ」で、「ウイルスは武漢の研究所から逃げたもの」までは理解できるが、「中国がエイズのためのワクチンを作ろうとしていたのが合理的な仮説」には驚いた。

ＨＩＶの研究にしか興味がない、浮世離れした超天才型学者なのではないか？と。

フランス政界で「武漢Ｐ４実験室」の運用へと突き進んだシラク大統領は二〇一九年九月、鬼籍に入った。もう一人は二〇〇七年に「フランスは売り手でも買い手でもなく、中国の戦略的パートナーだ」と語り、中国への技術移転に突き進み「武漢Ｐ４実験室」の認可を後押したニコラ・サルコジ大統領である。いろいろ追及していくと、たとえが適格かは置いといて、衆議院議員の二階俊博・自民党幹事長みたいなのだ。

〝中仏の民間大使〟何福基氏との長期にわたる関係は「ただごと」ではないはずだ。

そしてアラン・メリュー氏は今、何を考えているのか？

「フランス中国財団」の中核と言うべきジャック・アタリ氏は「日経新聞」（二〇二〇年四月九日付）の一面で、「中国という国の透明性のなさに、世界からますます不審の目が向けられる」と発言していたが、財団の話は不透明なままタブーなのか？

この度のパンデミックにより、中仏の〝闇〟は暴かれ〝膿〟は吐き出されるのだろうか？　あぁ、フランス語が理解できればどんなに、もっと多角的に情報を持って作家活動ができるだろうか！　フランス語の記事で中国語か英語、日本語に訳された内容を追っていることに、私自身、多少のジレンマに陥っているところでこの章を終えたい。

第四章

エリザベス女王の本気度と惨澹たるイタリア

コロナウイルスとの戦いに成功する

武漢発の新型コロナウイルスがパンデミック（世界的流行）となったなかで、早々から衝撃的だったのが、イタリアの感染者数と死者数の急増だった。数もさることながら一割以上の死亡率は、世界に恐怖を煽《あお》る結果となった。

欧州各国ではイタリアに続きスペインも打撃が大きく、三月二十六日にはマリア・テレサ王女が感染によって他界。八十六歳という高齢とはいえ、王族の卒去にも激震が走った。

イギリスではチャールズ皇太子の陽性が判明し、自主的な隔離生活を経て回復したことが発表されたが、官邸内でボリス・ジョンソン首相が自主隔離していた最中の四月五日、エリザベス女王がビデオメッセージを発表した。

「私たちはこれまでにも多くの困難に直面してきましたが、今回はこれまでとは違います」「愛する人たちと離れる痛みは、戦時中に家族と離れなくてはならなかった子供たちの経験を思わせる」と述べ、「新型コロナウイルスとの戦いにきっと成功する」と呼びかけた。特別な事態に際して、女王が国民に語りかけるのは、即位六十八年の間で五度目だという。

このメッセージから一時間後、首相官邸がジョンソン首相の入院を発表。一時は集中治療室（ICU）に入るほどまで悪化した。欧州連合（EU）加盟の最終日、一月末日に「新時代の夜明け」を宣言したばかりのジョンソン首相が「命の危機」にさらされたのだ。

自宅隔離から復帰したばかりのマット・ハンコック保健相は、「（女王の演説は）感動的で重要なものだった」と語り、労働党の党首に同日、選出されたサー・キア・スターマー氏も「女王は、イギリス全体が新型ウイルスに打ち勝つという決意を代弁してくれた」と語った。

普段通りの冷静な表情で「新型コロナウイルスとの戦いにきっと成功する」と語った女王のメッセージは「自由と民主」「法の下の平等」「人権」という価値観を共有する米英はじめ世界各国に向けた、「中国共産党との勝利に向けた最終決戦」へのゴングだったと受け止めたのは私だけだろうか？

皇太子の中国共産党嫌い

「とても非礼だった」

二〇一六年五月、バッキンガム宮殿で催されたエリザベス女王の九十歳をお祝いする園遊会で、前年十月に習近平一行が国賓としてイギリスを公式訪問した際の振る舞いについて、女王とロンドン警視庁の女性警視長との会話がＢＢＣに報じられた。「習主席の公式訪問は大成功だった」という中国側の唯我独尊のプロパガンダ（宣伝）に対し、その数カ月後ではあるが女王は意図的に世界へ発信したのだと私は直感した。

その真意は、イギリスのみならず英連邦王国、そしてアメリカなどに対し「中国共産党の〝赤い工作〟に溺れている時代は、いい加減おしまいですよ」だったのではないかと。

事実、その直後の五月下旬の伊勢志摩サミット（主要国首脳会議）では、習主席と密接な関係を築いたかに見えたデーヴィッド・キャメロン英首相までが「ホワイトハウスは北京にやりたいようにやらせすぎた」と発言したのだ。

これには、すかさず中国共産党機関紙の『環球時報』は「自分たちがいまだに日の沈まない帝国だと思っている、イギリスのキャメロン首相の思い上がりも甚だしい」と反撃した。

イギリスを訪問中、習主席は中国首脳としては初めて上下両院で演説し、晩餐会でも挨拶したが、場にそぐわない最低最悪の内容だった。議会で「第二次大戦ではともに日本の侵略に抗して戦った」と演説し、バッキンガム宮殿でも「大戦中の日本の残虐性」を強調し「中国の抗日史観」を繰り返し披露した。

さらに呆れるのは、習主席は「中国には二千年前から法的な憲章があった」「イギリスによる民主主義の講義は受け付けない」との強い姿勢を示したのだ。

すなわち「大英帝国は没落した。二十一世紀は偉大なる中華帝国が世界を牛耳る。世界皇帝はオレ様だ」という新旧交代儀式のような〝妄想〟で、イギリスに乗り込んだのだろう。

ちなみに、習近平一行の二〇一五年十月の国賓訪問の際、バッキンガム宮殿で催された晩餐会にチャールズ皇太子は欠席している。二〇〇八年八月に開催された北京五輪も欠席だった。「皇太子の中国嫌い」は知る人ぞ知る事実なのだ。

古くは、一九九七年六月末日から七月一日にかけて行われた香港の中国返還式典にさかのぼる。江沢民国家主席と肩を並べたチャールズ皇太子は「なんとおぞましい。まるで古びた蝋人形のようだ」と江主席の印象を日記に書いた。これが外部に漏れ、江沢民は激怒したという。

また、チャールズ皇太子は中国共産党が忌み嫌うチベット仏教最高指導者ダライ・ラマ法王十四世を自宅に招き、カミラ夫人と歓待するなど長期にわたる親しい関係にある。チベット自治区における中国政府による人権弾圧に抗議する団体「フリー・チベット」の支援者でもあることから、皇太子は中国共産党にとって忌々しい存在なのだ。

英王室はサバイブの歴史

令和元年十月二十二日の『即位礼正殿の儀』に参列するため、女王の代理として十一年ぶりに訪日したチャールズ皇太子の「四十八時間の超タイトな日本滞在」スケジュールのなかにも、ダライ・ラマ法王ゆかりの地があったことを、多くは知らない。

浄土宗大本山増上寺（東京都港区）である。

同寺の大殿において、二〇一三年十一月に「悲しみから希望を紡ぐ――ダライ・ラマ法王十四世と若手宗教者百人の対話」が開催されている。

六百年の歴史を有する増上寺にはイギリスロイヤル・コレクションから二〇一五年に長期貸与された『台徳院殿霊廟』の模型があるそうだ。霊廟はチャールズ皇太子の曽祖父、英国王ジョージ五世（一八六五～一九三六）に贈られたものだという。

さて、英王室を研究する識者は一言、「英王室はサバイブの歴史」と言う。そして「英王室は一年先、五年先のことではなく、五十年先、百年先を見ています」とも。サバイブが示唆するのは「皇紀二六八〇年（西暦二〇二〇年）」の島国、脳天気な日本とはまるで異なる過酷な環境を生き抜いてきた、ということだ。

英王室の王位継承一位のチャールズ皇太子が、世界覇権を狙う中国共産党を心底へイトし、警戒する理由はこの一世紀の歴史を知れば十分想像がつく。

前述の英国王ジョージ五世とロシアのロマノフ朝第十四代皇帝ニコライ二世は、母方のいとこ同士だった。容姿も似た二人は、とても親しい関係にあった。

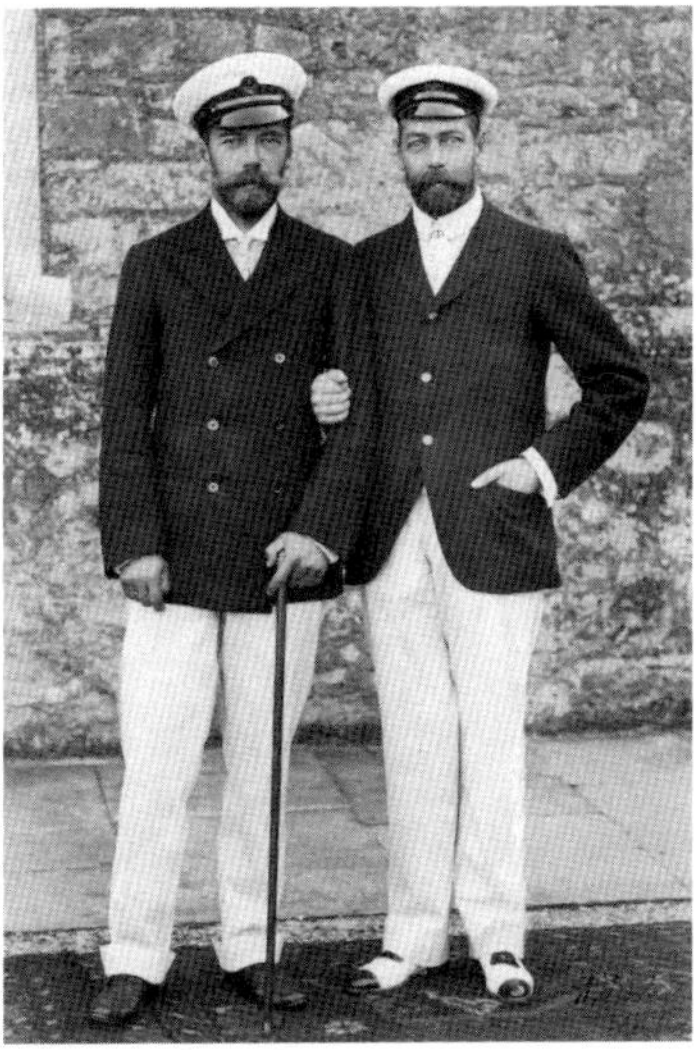
英国王ジョージ5世（右）とロシアのロマノフ王朝第14代皇帝ニコライ2世は母方のいとこ同士（写真：Heritage Image/アフロ）

しかしながら、ニコライ二世とアレクサンドラ皇后、五人の子供たちは一九一七年十一月のロシア革命後に、レーニン率いるボリシェビキ政権によって幽閉され、一九一八年七月に全員が殺害された。ニコライ二世はいとこのジョージ五世にイギリスへの亡命を願い出ていたが、直接的ではない方法で拒否されたようだ。

英王室はニコライ二世を反面教師に二つ学んだはずだ。「民心が離れ不人気では王室の存続が難しくなる」こと。もう一つは「共産主義革命の恐ろしさ」である。

マルクス・レーニン主義の看板を掲げる習政権は「偉大なる中華民族の復興」を唱えた。彼らは暴力革命を主張したボリシェビキから指導を受けてきた毛沢東ら、革命一世代を信奉している。

二〇一八年十二月の改革開放四十周年の式典で、習主席は「マルクス主義の指導的地位を堅持し、実践を基礎として理論の創新を不断に推進していく。二十一世紀のマルクス主義、現代のマルクス主義を発展させることは現代の中国共産党員の逃れられない歴史的責任だ」「開放を必ず拡大し続け、人類運命共同体を不断に推進し共に築いていく」「中国の特色ある強軍建設の道を歩むことを堅持し、世界一流の軍隊建設に努力していく」と演説した。

中南海のマルキストらは「北京が世界を支配する世界」をめざしており、暴力革命＝武力による革命もいとわない特異な性質を持っている。

英王室が警戒しないわけがない。すなわち、チャールズ皇太子は国王の座を脅かす者として中国共産党を敵視し、戦友としてダライ・ラマ法王との良好な関係を保ってきたとも考えられる。「第十四代」で終焉を迎えたロマノフ朝のように、チベットの歴史が「十四世」で終焉することを、是が非でも阻止する戦いである。

「皆さん、お気づきでしょうが、これは奇妙で腹立たしく不快なことの多い経験です」

エリザベス女王のメッセージが発表される三日前の四月一日、新型コロナウイルスに感染し、健康を回復したチャールズ皇太子がビデオメッセージでこう呼びかけている。

イタリア北部の異変

イタリアの話に移ろう。二〇二〇年一月三十一日に非常事態宣言を出したイタリアだが、ロンバルディア州（州都・ミラノ）、ベネト州（州都・ベネチア）、エミリア＝ロマーニャ州（州都・ボローニャ）の北部三州に突出して感染者と死者が多い理由は、私にはおよそ想像がつく。

この地域は一九九〇年代以降、中国人移民が激増していった。「水の都」ベネチアでは、欧州系ハイブランドのショップを除き、バッグなどの革製品を並べるショップの多くは、中国人による経営だ。中国系企業が中国人労働者を雇い、イタリア現地で製

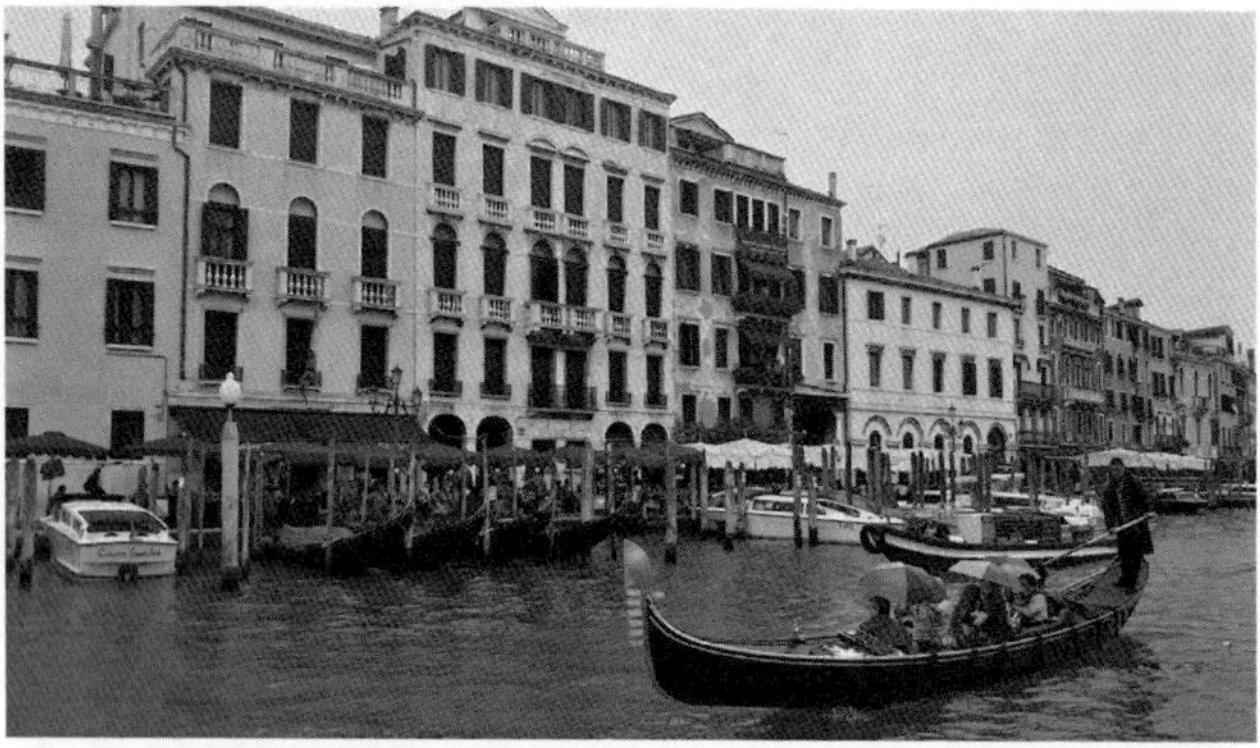

イタリア北部ベネチアはコロナ禍で変わり果てている（2019年８月 著者撮影）

造販売する「メイド・イン・イタリー・バイ・チャイニーズ」のビジネスである。

イタリア第二の都市で、「ファッションの街」として世界的にも名を馳せる商業都市ミラノも、この十数年で中国系移民が激増した街として知られる。一部の通りは、中国製の繊維類やアクセサリー類の卸問屋が軒を連ね、運搬で付近の道路が大混雑するなど、摩擦が日常化していた。

二〇一四年の話だが、ミラノではある〝異変〟に住民が大変なショックも受けている。市役所の住民登録簿に登録されている「名字」に関する新聞報道だった。上位十番以内に、中国系の名字が三つ入っていたのだ。

一位は典型的なイタリアの名字ロッシ、二位はＨｕ（胡）、八位がＣｈｅｎ（陳）、十位はＺｈｏｕ（周）だった。

乗っ取られた繊維産業

エミリア＝ロマーニャ州と接するトスカーナ州（州都・フィレンツェ）の北部にはプラートという街がある。「ファッションの街」ミラノを事実上支える繊維産業の世界的拠点として知られる。

二〇〇九年六月に同地を視察したシルヴィオ・ベルルスコーニ首相が、「イタリア国内の移民受け入れは限界に達している」と語り、中国系住民の多いプラートの状況を「極めて特殊」と警鐘を鳴らした。

二〇一〇年頃には、「痰を吐くな」と中国語とイタリア語で書かれた巨大看板も出現。保守系の新市長が「街の人口の三分の一が中国人になってしまった。われわれは国境のない中国と闘っている」と語ったことも、数年前に報じられた。

プラート市には、古くは八〇年代半ばより、主に浙江省温州市からの中国人の移住が進んだ。当時は出稼ぎ目的で、地下銀行からお金を借り、黒社会の人間に依頼して偽造パスポートを片手にロシア経由でヨーロッパへ密入国した類が大多数を占めた。

そしてローマやミラノなど、大都市を転々としながら掃除や食器洗い、荷物運びといった単純作業を続けるなかでプラートへ流れ、地元経営の小規模な織物工房に雇われ、裁断やラベルの縫い付けなどの単純労働を長時間、低賃金で働いた。

雇い主側は、不法就労者で人件費を抑え、中国産の原料を使うことでコストダウンも図れることから、プラートの織物企業は少なからず潤った。イタリア地方政府はそのため「移民サービスセンター」を設置し、同国へ渡ってきた中国人の身分を問わず世話をした。

さらに一九九八年と二〇〇二年には数十万人規模の不法移民の合法化を実施したが、その手続きのため、中国人が大量に領事館へ殺到した。プラート市に設けられた臨時の出先機関にも一気に数千人が集まり、地元民は「その多さ」と「情報キャッチの速さ」に仰天したという。

ちなみに、不法を帳消しにする同様の措置はスペインでも行っており、EU加盟国で喧々囂々《けんけんごうごう》となった。

いつしか中国系労働者は、数年働き技術を習得すると独立。次々と〝元ボスの競合相手〟になった。地元のマエストロを駆逐し、繊維産業を乗っ取っていったのだ。挙句、イタリアのファッション業界は、中国マネーと中国系労働者に支えられる体制へと変容した。

毎年、クリスマスシーズンの十二月以降、旧正月（一月末前後）の時期まで、中国人労働者のイタリアと中国の〝往来ラッシュ〟が続く。プラートやベネチア、ミラノなどイタリア北部に在住する中国人の一部が、帰省先で新型コロナウイルスに感染し、自覚症状のないままイタリアへ戻ったことで、新型コロナウイルスが急速に拡散されてしまった可能性は否定できない。

二〇一九年にイタリアを訪れた中国人観光客は、前年比百万人増の六百万人に達したとの試算も報じられているが、両国は二〇二〇年を「文化・観光交流を促進する年」と位置づけ、新型コロナウイルスの発生を隠蔽したままローマで一月に記念式典まで開いていたのだ！

「鉄のカーテン」を仕掛けた

習主席は二〇一九年三月、ローマを訪問し先進七カ国（G7）との間では初めてとなる「一帯一路」構想の覚書をジュゼッペ・コンテ首相と交わした。中国系移民の問題などでEU内に摩擦を生じさせてきたイタリアの「親中政策」は、「欧州の分断を助長しかねない」との懸念も噴出した。

しかも、その際、アジアから欧州を結ぶ「一帯一路」の海路「海のシルクロード」の終点となる港湾開発を目的に、中国国有の中国交通建設集団と北東部トリエステの港湾局が「港の鉄道インフラ整備に関する覚書」を締結したのだ。

北イタリアの東の付け根にある港街トリエステは、アドリア海の「自由港」だ。二十世紀初めまでハプスブルク家の支配下にあり、第一次世界大戦後にイタリアに併合。第二次世界大戦後はユーゴスラビアの支配を受け、一九五四年にイタリアに復帰する。ベネチアとは、列車で二時間ほどの距離にある。

習主席が狙ったトリエステという「地名」に、私は強く反応した。イギリスのウィンストン・チャーチルが首相を退任後の一九四六年三月に、ハリー・トルーマン米大統領に招かれ訪米し、ウェストミンスター大学（ミズーリ州）で行った演説のなかで、出た地名であることを覚えていたからだ。

「バルト海のシュテッティンからアドリア海のトリエステまで、欧州大陸を横切る鉄のカーテンが降ろされた。中欧と東欧の歴史ある首都は、すべてその向こうにある」

「鉄のカーテン」として有名になったこの演説から冷戦の火蓋が切られた。以降、四十年以上もソ連と西側諸国が対立。東欧諸国は鉄条網やコンクリート製の壁などの障壁を造り〝恐怖のなか〟に自国民を閉じ込めたのだ。

「鉄のカーテン」との表現は、ロシアの作家バシリー・ロザノフ氏が一九一八年の著作『われらの時代の黙示録』で「鉄のカーテンがギシギシと音を立てて下ろされ、ロシアの歴史にも幕が下ろされた」と書いたことにちなんでいるという。いずれにせよ、英王室がこの歴史を忘れているはずがない。

中共政府は、史実をパクリながら「一帯一路」との表現で騙し、「オレの時代」へ移行しようとしていることは明らかだった。「トリエステの港」を奪取しに行った習主席は、二十世紀に消滅したソ連ではなく、二十一世紀に中華帝国が勝利に王手をかける時が来たと意気込んだのだろう。だが、欧米諸国がそれを許すはずもなかった。

ニコライ二世の運命を辿るのは……

五月二十二日の英紙「タイムズ」報道によると、英政府が新型コロナウイルスについて行った抗体検査でロンドンの人口の一七%がすでに感染し、ロンドン以外では人口の五%が感染していると推定された。イタリア、スペイン、フランスなどを抜いて欧州の感染者で最多がいつの間にかイギリスになっていた。

武漢肺炎からサバイブしたジョンソン首相が、必要不可欠な医療用品などの調達について、中国への依存をストップする計画を立てるよう政府内に指示したことも、同日に報じられた。「Project Defend」と呼ばれる同計画は、ドミニク・ラーブ外相が主導し、国家安全保障上の新たなアプローチの一環として敵対する可能性のある外国政府に対して、イギリス経済のどこが脆弱かを特定するという。

すでに二つの作業部会が発足し、食料品以外の必需品の調達で特定の国に依存しないよう供給網を多様化することが計画の狙いである。

さて、英王室はコロナ禍でどうしているのか？

私はこの章の前半で「英王室はロシアのニコライ二世を反面教師に二つ学んだはず」と書いた。その一つは「民心が離れ不人気では王室の存続が難しくなる」だった。新型コロナウイルスによる感染者の拡大のなかで、ソーシャル・ディスタンス（社会的距離）を取らなくてはならないのは英王室も例外ではない。

そのため公務として行ってきた握手や記念式典への出席、慈善団体への訪問などは不可能になっている。エリザベス女王の公式誕生日に毎年行われる「トゥルーピング・ザ・カラー」のパレード、エリザベス女王が毎年開催するバッキンガム宮殿での園遊会も中止になった。

だが、王室メンバーは雲隠れすることなく、革新的に活動していることがうかがえる。

エリザベス女王の九十四歳の誕生日には、王室専属ペストリーシェフによるカップケーキがレシピとともにインスタグラムに投稿された。欧州戦勝記念日の五月八日には、女王は特別なアクアマリンのブローチを着けて、バッキンガム宮殿からパンデミック下でも耐え続ける英国民の姿勢を称えるスピーチをした。

四月下旬から、ロンドン中心部のセントポール大聖堂などが武漢肺炎で亡くなった人々を追悼する専用サイト「リメンバー・ミー」を開設。チャールズ皇太子が動画メッセージを公開し、「喪失や悲しみを記録するだけでなく、亡くなった人々や彼らが他の人のために実施したことに感謝する場になる」と語っている。犠牲者の名前や写真、短いメッセージを掲載することが可能で、宗教や信仰も問わない。

人気の高いウイリアム王子やキャサリン妃も、インタビューに応えたり、支援する慈善団体の関係者とビデオ電話で話したり、病院の完成を記念する式典にバーチャルな形で出席したり。笑顔と癒しを振りまいている。

医療関係者へ感謝の意を表するメッセージでは、ジョージ王子とシャーロット王女、そしてルイ王子の三人が仲良く並んで拍手をする愛らしい動画がケンジントン宮殿の公式インスタグラムに投稿された。

一方、大中華帝国の「皇帝」のつもりの習近平主席はじめ、中南海のマルキストたちはどうしているのか？　十数億人の人民と寄り添う姿勢など微塵も見せないまま、内戦外戦に明け暮れている。

次のニコライ二世の運命を辿るのは、間違いなく「彼ら」なのだ。

第五章

鍵はリケジョ（理系女子）——スパイなのかそれとも？

「走出去（海外へ行け）！」

二〇〇〇年代に入ると、中共政府は二つのスローガンを掲げた。江沢民国家主席時代の「世界の工場」「十三億人の市場」の陰に隠れていた感があるが、胡錦濤国家主席が掲げた「走出去（海外へ行け）」「科学的発展観」である。これこそが今日、世界の隅々まで「中国人と無関係ではいられなくなった」政策と言える。

「走出去」政策で、さまざまな〝身分〟の中国人が北米、オーストラリアなどの英語圏や日本、そして欧州、アフリカ、中南米へと押し寄せていった。人民解放軍、国家安全部、中国統一戦線といった所属する〝身分〟を隠し、留学、進学、就職（海外勤務）、技能実習生、（偽装）結婚、投資移民など手段も増えていた。

人間だけではない。モノ、資本（民間に「見せた」企業を含む）が海外に大量に出て行ったのだ。

もう一つの「科学的発展観」も、今となればピンとくる人もいるはずだ。簡単には「世界の最先端技術を盗む」政策だった。たとえば、ファーウェイ（華為技術）は、創業者が人民解放軍出身の民間企業である。日本を含めた世界各国に企業や研究機関を拡大させ、「走出去」「科学的発展観」のスローガンのなかで上り詰めた象徴的企業と言えよう。

中国社会にとって「学ぶこと」は「盗みとること」と同義語らしい。とすれば、最高峰の大学機関に留学したり、最先端技術を有する企業に雇用されること自体が、「盗み取るチャンス」を得ることになる。日本人が無意識に持つモラル（誰かが見ていなくても神様が見ている的なもの）や会社や組織への「精神的な」忠誠心などはＤＮＡにない、もしくは希薄で、「やったもん勝ち」「騙されてはダメ、騙すのは良し」という価値観で世界を跋扈《ばっこ》している。

もちろん理系ばかりが人材ではない。異国の政治の〝赤化〟工作や国際機関の乗っ取り工作もこの十数年、果敢に進めてきた。第三章で記した国際刑事警察機構（ＩＣＰＯ、インターポール）も中国人が総裁となり、その後、「北京で御用」とのオチが付いたが、国連の人権理事会は「人権意識が最もない大国」中国共産党の牙城と化しているる。第二章などで記した武漢ウイルス発生後の、ＷＨＯ（世界保健機関）の対応を見てもわかるはずだ。マスメディアに至っては、完全に「アチラの方々」に成り下がった。

「走出去」以降、中国共産党は人海戦術、マネートラップ、ハニートラップ、果ては「悪事を共有し仲間化する」などアメとムチ、恫喝、さまざまな工作を深化させて〝赤化〟

を進めてきた。

拙著『覇権・監視国家―世界は「習近平中国」の崩壊を望んでいる』（WAC BUNKO・二〇一九年）に詳細を記しているので是非、読んでいただきたい。

トランプ政権のみならず、イギリス、オーストラリア、カナダ、欧州連合（EU）もその〝毒抜き〟のフェーズに入っているが、日本だけは……。

ツイッターの独立取締役――不可解な人事

中国は二〇〇八年十二月に「千人計画」を立ち上げた。海外の企業と大学に勤務する研究者、技術者、知的財産と技術保護担当の中国人幹部を対象者に選び、高待遇で中国に呼び戻す計画である。理系の超ハイレベル人材を選りすぐり、中国の科学的発展のために貢献してもらう意図がある。

ぴったり千人を選ぶという意味はなく、科学の分野で秀でている、非常に優秀な中国人に、「『千人計画』に申請するよう」中国当局が募っていた。一説には、この十年ほどで同計画に選ばれた人材は外国籍を含み八千人前後という。

「千人計画」の存在がにわかに注目されたのは、スタンフォード大学物理学終身教授張首晟氏が自殺した時だった。

二〇一八年十二月一日にファーウェイのナンバー2である孟晩舟副会長が、カナダで拘束された同日、カリフォルニア州サンフランシスコ・ベイエリアにある大学校内で命を絶った。飛び降り自殺だった。トポロジカル絶縁体と量子スピンホール効果で画期的な成果をあげ、「将来のノーベル物理学賞受賞の有力候補」に浮上していた彼と、ファーウェイとを結びつける記述はあるが、自殺との因果関係はわからない。

ただ、その張首晟教授が「千人計画」に早々に選ばれた一人であることは確かだった。一九九九年より北京の清華大学高等研究院の客員教授を務めており、同大学のイベントで「『千人計画』に選ばれたことを誇りに思う」と述べた内容もＨＰに記されていた。

中国科学院と上海市政府による共同建設で、二〇一三年九月に開校した上海科技大学でも、二〇一八年五月から客員教授に就任していた。同大学の学長は、江沢民元国家主席の長男、綿恒氏である。彼と綿恒氏は「千人計画」の発案者だったとの説もある。

この張首晟教授とも同僚で旧知の仲だったとも考えられるＡＩ（人工知能）分野で著名な中国の女性学者・李飛飛（リー・フェイフェイ）氏（四十三歳）が、二〇二〇年五月十一日、ツイッターの独立取締役に就任したことが報じられた。ツイッター社は、

「新型コロナウイルスの流行に関する偽情報のツイートを取り締まりの対象とする」ことも同時に発表、世界が少なからず驚いた。

十六歳で家族と渡米した李飛飛氏のプロフィールは、プリンストン大学を卒業後にカリフォルニア工科大学電子科博士課程を修了し、スタンフォード大学で助教授となり、人工知能実験室主任として世界最大の画像認識データベース「ImageNet」を設立。顔認証技術に大きく貢献した、とのことである（もちろん、類似の顔認証技術は中国に渡り「人民を監視するツール」となったのだが……）。

二〇一六年十一月には米グーグルのクラウド研究の副代表に就き、翌年に設立された「グーグルAI中国センター」の共同センター長にも就任した。

「素晴らしきキャリアをお持ちのリケジョ（理系女子）」だが、彼女も「千人計画」の参加者なのだ。識者から警戒の声が出ないわけがない。ツイッターのヘビーユーザーの一人、トランプ大統領が発信した内容に、案の定、ツイッター社からのファクトチェック（事実確認）の警告マークがついた。さらに、「米大統領が扇動的な投稿を続けるようなら、アカウントを凍結する可能性を排除しない」との方針を示した。トランプ大統領はもちろん、ホワイトハウスは復讐に燃えているはずだ。

「千人計画は刑務所計画だ」

中国がなぜ「千人計画」を始めたかという理由は皮肉な意味で素晴らしい。「優秀な才能を国内に引き止め、頭脳流出を防ぐのが目的」と説明し、「何十万人もの才能ある中国人が、アメリカやイギリスなどの最高レベルの大学で学び、そのまま定住してしまうことを政府は問題視している」と。

世界は（もちろん私も）、これは「詭弁」と断言している。「中国は計画的に送り込んだのだ」と。米英の最高レベルの大学には、中国にはない技術や研究の宝庫なのだ。「盗むために人材を送り込んだ」というのがアメリカの言い分である。

オバマ政権のラスト一年の頃から、ＦＢＩ（米連邦捜査局）が動き出していた。「中国にリクルートされた個人は、海外で獲得した研究成果まで中国に渡すため、情報や研究財産の盗用など米国法に基づいた違法性がある」と、「千人計画」の対象者は「産業スパイ・リスト」と同等の意味を持つようになり、捜査対象となっていく。

米議会の国家情報委員会（ＮＩＣ）も、同計画を「国家安全保障に対する長期的な脅威である」と警告した。

トランプ政権発足後の二〇一七年六月には、貿易・製造政策局が中国共産党によるアメリカに対する知的財産・ハイテク分野技術の侵害と脅威についてのレポートを発表した。そのレポートに、中国が表だって技術盗用する手法として、在米学者のリクルートとともに知財の移譲も求められる「千人計画」が名指しされた。

米国防省も、二〇一八年六月に開催した米下院軍事委員会の公聴会で、「千人計画の目的はアメリカの知的財産を獲得することにある」と警告した。

「千人計画は刑務所計画だ」

こう揶揄する声が、反共産党系メディアからも噴出した。

米中新冷戦が本格化するなかで、中国当局も警戒感を強めたことが明らかだ。中国の検索サイトで「千人計画」と打ち込んでも、何も出ないように操作された。数年前に私が確認した際には、「千人計画」に選ばれた人材の詳細すら出ていた。

ところがサイトからリストがまず消え、最近は「百度（Baidu）」で、その言葉すら検索できなくなったのだ。千人計画の人材が刑務所行きにならないよう「秘密計画」にシフトさせたのだろう。

これは中国共産党による、非常にわかり易い「隠蔽工作」の一つである。

「外専千人計画」に選ばれたダブルスパイ？

「千人計画」と同じ流れで、外国人専用の「外専千人計画」も二〇一一年八月から本格化していた。主にアメリカやドイツ、日本からハイレベルな人材が大量に引き抜かれ、高待遇で働いている。

ここで問題なのは、本人が自覚しているか否かは別として、直接・間接的に「中国の軍拡のため」に働き、その対価として報酬を得ている仕組みになっている点である。学者や研究者の立場からすれば、高い報酬や潤沢な研究費が条件にぶら下げられれば、喉から手が出るほど欲しい気持ちはわからないでもない。

だが、習近平政権の世界覇権への野望を許さないトランプ政権下では、看過できなくなっているようだ。

二〇二〇年一月三十日に英BBCは、ハーバード大学の化学・化学生物学部長のチャールズ・リーバー教授が、中国政府から百万ドルを超す助成金を受け取っていたことから起訴となり、無期限の休職処分となったことを報じた。

半導体ナノワイヤーエレクトロニクスの世界的権威とされるリーバー教授は、「外専千人計画」に選ばれた一人だった。武漢理工大学の科学者として、月給五万ドル、生活費として年間上限の十五万八千ドルを手にしていたのみならず、研究所の設立費用として、さらに百五十万ドル以上を支給されていたのだ。

リーバー教授は、ハーバード大学のリーバー・リサーチ・グループの筆頭研究者で、アメリカの国立衛生研究所や国防総省からも計千五百万ドルを超す助成金を得ていた。このような国家の重要機関から助成金を得ている場合は、外国の政府や組織からの経済的援助を含め、すべて利害関係につながるため申告をしなければならないのだが、彼は、その申告をしなかったことから起訴された。

二〇一五年にハーバード大学の化学・化学生物学部長に就任する以前は、カリフォルニア工科大学など複数の大学に在籍していた同教授は、国家機密に近い最高レベルのところまでアクセスし、研究論文をダウンロードしたりできる立場にある。

とすれば、武漢理工大学の科学者として多額の報酬を得てきたのは、中国側が「欲しい」データを横流ししてきた〝対価〟だったのではないか？　ダブルスパイをやっていた、という容疑なのだろう。

武漢発の新型コロナウイルスによるアウトブレークが報じられた直後に、リーバー教授の無期限の休職処分が全世界に流れたことから、彼も中国の〝人工ウイルスの開発〟に携わっていた、間接的だったとしても携わっていたと疑念を持たれても致し方ない。

「第二の党校」ハーバード大学ケネディスクール

この二十余年、ハーバード大学と中国共産党の関係は密接である。特にケネディスクール（ハーバード大学の公共政策大学院・略称ＨＫＳ）は「中国共産党の第二の党校のようだ」とすら言われている。中国共産党が運営する中央党校があるが、その第二の党校的な位置づけになっているというのだ。

さかのぼること一九九七年。江沢民国家主席がハーバード大学でスピーチをしたその後、大学内に研修プログラムが始まったとされる。

二種類あり、一つは党の指導部の子女や孫（太子党などと呼ばれる）向けのプログラムで、将来的に各界の支配層へと昇格していく十代、二十代が対象となっている。

もう一つは、出世コースに乗った三十代、四十代あたりの中国共産党員と軍の高官たちが受ける研修プログラムである。過去、千人ほどこの枠で派遣されたとの話もある。若者たちのプログラムは当然、英語で学ぶが、幹部候補生は中国語でも授業を行っているそうだ。

主目的は米中の超エリート層の人脈づくり、だと考えられる。中国側の目的は「金の力で学歴ロンダリングすること」であり、米側のメリットは主従関係の構築と、ハーバード大学にとっては寄付金など金銭も目的だったかもしれない。

主従関係との意味は、中国共産党が推薦して送り込むとしても、受け入れ決定は大学側にある。とすれば、中国のエリートをアメリカの最高学府が育成していく、という構造であることはわかる。

一例を挙げると、トランプ政権発足以降、米中貿易交渉が始まったのだが、中国側の代表は劉鶴副首相である。中央政治局委員でトップ二十五位まで上昇した人物だが、筆頭副首相でもなく、スティーブン・ムニューシン財務長官とも対等なカウンターパートとは言えない。

それなのになぜ彼が交渉役の中心人物に選ばれたのか？　一つは、劉鶴副首相は習近平国家主席の側近で、両者は幼馴染で北京一〇一中学時代の学友だった。胡錦濤政権時代から、劉鶴は中央財経指導小組弁公室の副主任を十年間務め、習政権で主任に昇格したが、それ以前の一九九五年にハーバード大学ケネディスクールに派遣された人物なのだ。

イギリスの中国研究専門家の一人が、第一次習政権の時代に、「習主席は側近の顧問グループとともに国政運営に当たり、劉鶴主任はその筆頭の一人」「李克強首相は脇に追いやられている」などと論じたが、当時の中国は、民主党のオバマ政権のアメリカと経済関係を含め〝蜜月〟だった。より的確に言えば、ディープステートが動かす米中の経済・金融関係である。

ちなみに、習近平の娘も二〇一〇年から二〇一四年まで同大学に「在籍」していた。江沢民の直系の孫である江志成氏もハーバード大学の経済学部で学び、その後はゴールドマン・サックスで金融のイロハを会得し、香港を拠点に博裕投資会社を起業。アリババ上場で、にわかにその名が世界に知れる人物となった。

また、政治闘争に敗れ、終身刑となった薄熙来元重慶市党委書記と彼の二番目の妻、谷開来（同じく終身刑）の一人息子である薄瓜瓜氏も、ケネディスクールを卒業し、持ち株会社パワー・コーポレーション・オブ・カナダで働いているようだ。

こういった〝大物政治家枠〟ではなく、ＳＡＴ（大学進学適性試験）の結果で同大学に進学する、優秀かつ豊かな家庭に育った中国系も、この十数年で増えている。

同大学は頭脳明晰なユダヤ系アメリカ人の牙城だった時代もあったが、近年はアジア人が激増していることは確かなようだ。

二〇一九年三月下旬には、ハーバード・中国基金会会長でハーバード・ビジネス・スクールのウィリアム・C・カービー教授が、上海科技大学を訪問したことが大学のHPに記されている。同大学の学長は江沢民の長男、綿恒氏である。

両大学の交流の促進以外に、「ハーバード・ビジネス・スクールとロースクール関連のリソースを、将来的には上海科技大学に導入し、革新的かつ学際的なシステムの構築を積極的に推し進めることを期待している」という。言葉は美しいが、簡潔には、「国際的な司法の場でも、中国共産党に有利になるべく〝赤化〟を進める」という目論見に過ぎない。

二〇二〇年四月には、ハーバード大学と中国の関係が「いかに深いか」を物語る皮肉な話も報じられた。同大学のローレンス・バコウ学長と妻が新型コロナウイルス検査で陽性だったこと(その後、陰性になったことも報じられた)、同大学の教職員十八人が陽性だったという。バコウ氏は学長に就任した翌年の二〇一九年三月、中国を訪問し、習近平国家主席と人民大会堂で会談している。

NPOクラリオンプロジェクトが、米教育省の公開情報を分析した内容が二〇二〇年早々に報じられたが、ハーバード大学が中国から二〇一二年以来、受け取った金額は約七千九百二十七万ドル(約八十五億円)で、各大学のなかで最多だったという。

「金満」な中国がアメリカの最高学府を手なずけ、「中国共産党を礼賛する」「共産主義に傾倒する」スーパーエリートの輩出を目指してきたことは容易に想像できる。

FBIの「指名手配者」

ハーバード大学教授チャールズ・リーバー氏が起訴され、無期限の休職処分となったことが報じられた前出の英BBCニュース（一月三十日）は、在米の中国人男性と女性の逮捕にも触れていた。

女性は、自分の周辺に捜査の手が伸びていることを察知して逃亡。FBIのサイトに顔写真とともに「Wanted（指名手配者）」になっている。

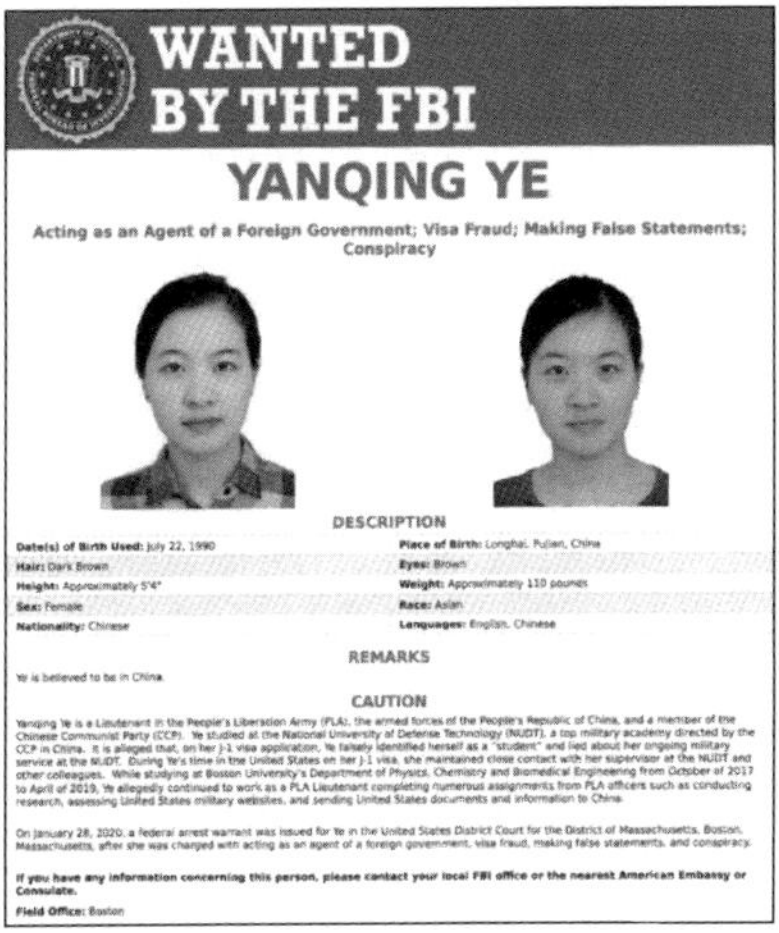
WANTED
BY THE FBI
YANQING YE
Acting as an Agent of a Foreign Government; Visa Fraud; Making False Statements; Conspiracy
DESCRIPTION
Date(s) of Birth Used: July 22, 1990
Place of Birth: Longhai, Fujian, China
Hair: Dark Brown
Eyes: Brown
Height: Approximately 5'4"
Weight: Approximately 110 pounds
Sex: Female
Race: Asian
Nationality: Chinese
Languages: English, Chinese
REMARKS
Ye is believed to be in China.
CAUTION
Yanqing Ye is a Lieutenant in the People's Liberation Army (PLA), the armed forces of the People's Republic of China, and a member of the Chinese Communist Party (CCP). Ye studied at the National University of Defense Technology (NUDT), a top military academy directed by the CCP in China. It is alleged that, on her J-1 visa application, Ye falsely identified herself as a "student" and lied about her ongoing military service at the NUDT. During Ye's time in the United States on her J-1 visa, she maintained close contact with her supervisor at the NUDT and other colleagues. While studying at Boston University's Department of Physics, Chemistry and Biomedical Engineering from October of 2017 to April of 2019, Ye allegedly continued to work as a PLA Lieutenant completing numerous assignments from PLA officers such as conducting research, assessing United States military websites, and sending United States documents and information to China.
On January 28, 2020, a federal arrest warrant was issued for Ye in the United States District Court for the District of Massachusetts, Boston, Massachusetts, after she was charged with acting as an agent of a foreign government, visa fraud, making false statements, and conspiracy.
If you have any information concerning this person, please contact your local FBI office or the nearest American Embassy or Consulate.
Field Office: Boston
指名手配されたイエ・ヤンチン（FBIのサイトより）

FBIのサイトや、その他の中英メディアによると、ボストン大学でロボット工学を研究していたイエ・ヤンチンという女性で、「人民解放軍のスパイ」と書かれている。二〇一七年十月から二〇一九年四月まで、ボストン大学で物理化学と生物医学工学科に在籍し、アメリカの最高レベルの生物化学研究の成果を盗んだという。

国防科技大学の学生としてJ-1ビザ（米国務省が管轄する交流訪問者ビザ）でアメリカへ入国していたが、実は卒業し軍の中尉の身分だった。アメリカでは国防科技大学の上司や他の同僚と頻繁に接触し、さらに米軍事ウェブサイトを評価したり、中国に書類を持って行ったり、情報を送信するなど、人民解放軍の幹部のための多くの仕事をしたとされる。

二〇二〇年一月二十八日、イエ・ヤンチンは「外国政府の代理人としてビザ詐欺」の罪で起訴され、虚偽の陳述や共謀をしたとして、米マサチューセッツ州ボストンのマサチューセッツ地方裁判所で逮捕状が出された。

そして「FBIの指名手配」の立場になったわけだが、彼女が武漢P4実験室をはじめ新型コロナウイルスの「開発」に関係あるか否かは、米中のメディアをざっと見た限り不明である。ただ、「物理化学と生物医学工学」を専門とする中尉とすれば、近いミッションで動いていた女スパイの可能性は高そうだ。

日本にも二十代、三十代の中国人留学生が少なからずいる。オジサン教授の目にはおそらく、「気立てが良く聡明で、熱心にボクの研究室にも通ってくるカワイイ女子学生」と映るのだろう。だが、果たして純粋に「学問のみ」に専念している一般の学生ばかりなのか？

イエ・ヤンチンのような類——身分を偽り高偏差値の大学や研究機関、企業に入り込み、高度な技術を盗むスパイが日本に一人も存在しないと誰が断言できるのか。気立ても良さそうに見えるオンナこそ、素性がバレれば豹変する。

そして、脳内がお花畑のオジサン教授や企業の上司は「まさか！」と驚く。日本に育ち、ごく平凡な日々を送ってきたアナタの娘やお嫁さんとは違う類なのだ！

その「まさか」を中国共産党のスパイ組織は考え「日本人にウケるタイプ」を送り込むことも知らないのだろうか？　日本の某首相にしても、「ど真ん中のタイプのオンナ」にヤラれたことは一部で有名だ。共産党の思想は表看板に「男女平等」を掲げるが実際は「ＬＧＢＴ」の使い分けすら巧みで、神様の存在しない唯物論者たちは下半身のフットワークもキレッキレなのだ。

トランプ大統領は五月二十九日、「中国の特定の学生及び研究者の非移民としての入国停止に関する布告」を出し、六月一日十二時（米東部時間）からの実施を決めた。布告には、「アメリカで研究を行うためＦビザ（学生査証）またはＪビザ（交流訪問者査証）で入国しようとする『中国の特定の人たち』の入国は、アメリカの利益に有害であると判断し、入国の中断と制限を設けた」と記されている。

「空港でスマートホンやパソコンの中身まで検査されるからデータを抜いておくように」

そのため、アメリカ在住の中国人エリート社会で、このような注意喚起が広まったという。中国駐米大使館は帰国のための臨時便を飛ばすことを、ウェブサイトに掲載した。米当局に「御用」とならないよう、証拠を隠滅して脱出せよという意味なのか。

『中国の特定の人たち』とは、まさに前述した類を指し示す。

トランプ氏の布告には、「中国当局は、機密性の高いアメリカの技術と知的財産を取得するため、一部の中国人学生（主に大学院生や博士研究員）を、知的財産権のコレクターとして活用している」「学士レベルを超えた研究に従事する中国からの学生や研究者は、人民解放軍に搾取、もしくは協力する危険性が高い」と記されている。

現在、アメリカには約三十六万人の中国人留学生がいるが、ロイターは、「三千人から五千人に影響を与える可能性」を報じた。すでにビザを取り消された、国外にいてアメリカへの帰国が許可されない、といった学生や研究者もいる。

布告は、中国政府の「軍民融合戦略」にも触れている。「中国の軍事力に組み込み、進歩するために、外国の技術、特に重要で新興の技術を取得し転用するため、中国の要請による行動」を意味する、同戦略の実施や支援に関与する個人、団体、組織への警戒も露わにしている。

そして、「国務長官および国土安全保障長官は、それぞれの省の範囲内で、適切な機関の長と連携して、中国がアメリカの機密性の高い技術と知的財産を取得することによってもたらされるリスクを、さらに軽減するための行動を取る」と記されている。とすると、対象はＦビザとＪビザのみならず、将来的にはグリーンカードを所持する「中国の特定の人たち」が、アメリカに安穏と居続けられなくなり、米中の空を自由に行き来することも難しくなりそうだ。

「千人計画」に参加した理系のスーパー頭脳、「中国で唯一、ビジネスで世界をまたぐ科学公益プラットフォーム」と誉れ高き組織「未来論壇」や「欧米同学会」などの名簿には、アメリカ在住の最高幹部の子女、巨大ＩＴ企業や投資会社の創業者らの名前がずらりと並んでいる。前述のツイッター社の独立取締役、李飛飛氏もその一人だ。皮肉にも彼らスーパー頭脳が開発した、ＡＩ監視システムを使いながら、今後、トランプ政権は彼らの監視を強めていくのだろうか。

カナダの研究所に所属した中国人夫婦と突如、死んだケニア人研究者

二〇一九年七月には、武漢ウイルス発生の〝予兆〟とも言える事件が報じられていた。感染症やウイルスを専門とするカナダのマニトバ州にある国立微生物研究所（NML）に所属する著名なウイルス学者の邱香果とその夫で研究者の成克定が、二〇一九年三月末にエボラ出血熱の生ウイルス他、感染力が強く致死率の高いウイルスや病原体などを北京へ（一説には武漢へ）密輸をした。エボラウイルスと言えば、第一章に記した通り、「BSL‐4（バイオ・セーフティ・レベル4）」にある最も毒性が強いウイルスだ。

この容疑により、中国人夫妻とマニトバ大学の中国人留学生一人が、カナダ警察に連行され、NMLからの追放処分と、同大学の客員教授の身分も剝奪《はくだつ》された、という事件である。

欧米の識者の一部は、彼らが武漢の病毒研究所に新型ウイルスを持ち込んだ可能性を示唆した。妻の邱香果は、西アフリカで猛威を振るっていたエボラウイルスの解決策となる抗体カクテルを作った研究者の一人で著名な賞も貰っている。夫の成克定は

コロナウイルスの研究が専門だった。

スパイだったとみなされるこの夫婦は、ＮＭＬを拠点に中国の危険ウイルス研究プロジェクトを積極的に支援しており、中国軍事科学院軍事医学研究院の陳薇研究員チームと共同研究を行っていた。

エボラウイルスの研究者、陳薇少将との共同研究をしていたというスパイ夫婦だが、ふと、ソ連に原爆設計図を渡した疑いで一九五一年に起訴され死刑となったローゼンバーグ夫妻のことが頭をよぎった。電気椅子に連れていかれても、「スパイの夫」と「夫がスパイであることを知っていた妻」は一切の関与を否定し続けたとされるが、この中国人夫妻は、獄中でどんな態度なのだろうか？

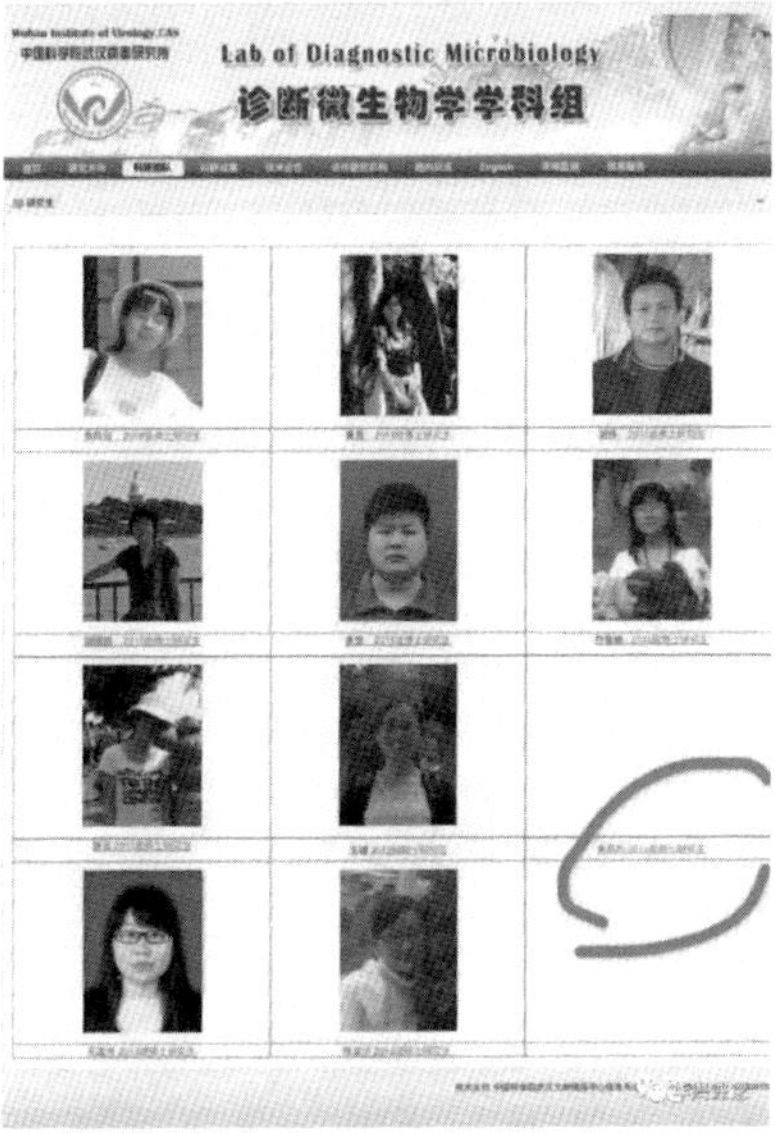

右下の欄から消えた黄燕玲氏（武漢ウイルス研究所のサイトより。現在アクセスできず）

さらに、ＢＬ４にアクセスできる立場の邱香果とカナダの研究所で同僚だったケニア人フランク・プラマー研究員は、ケニアで開催されていたウイルス研究に関する座談会に出席している最中、二月四日に急死した。

一報に触れた瞬間、「過労死以外なら、殺されたのかも？」と考えたのは私だけではあるまい。彼の専門分野はエイズウイルス研究だった。死因は心臓病とされているが……。死人に口なしである。

感染0号が疑われた女性研究員は今どこに？

さて、私は二月初旬にはアメリカのアンソニー・トゥー（杜祖健）博士とメールで日々やり取りを始め、並行して中国語と英語の関連する記事を乱読していくなかで、新型コロナウイルスの起源と正体について、大枠で三つの仮説を立てたことを第二章に書いた。
（一）一九七九年にソ連で起きた事件——スヴェルドロフスクの生物兵器研究所から炭疽菌が漏れた事件と同様、人工的なコロナウイルスが、武漢のウイルス研究所から空気のように周辺地域に漏れた。
（二）人工的に操作された、コロナウイルスに侵された実験動物（コウモリ？）が転売され、市場で食べたり、触ったりしたことからヒトにうつっていった。
(三)ウイルス研究所の研究員が、実験室で人工的に操作していたコロナウイルスの扱いをミスって患者0(ゼロ)号になった。
この(三)について考えたのも、実はトゥー博士から「研究者が実験中に扱いを誤って、ウイルスを浴びることはある」「研究所で、自分の体に免疫抗体を作るためのワクチン注射をして即死した研究者もいる」との話を教えてもらっていたからだ。

二月中旬、さらに(三)の仮説に当てはまる情報が、台湾の『自由時報』ほか中国メディアの一部からにわかに噴出した。しかも、中国当局が「不自然かつ猛スピードで火消しに走った」ことも注目した理由である。

「中国科学院武漢病毒(ウイルス)研究所の女性研究員、黄燕玲氏が0号の感染者ではないか？」

このような内容が「証拠」らしきスクリーンショットとともに出回った。

「二〇一二年度、試験を免除されて修士研究員に昇格した名簿の公示」が二〇一一年十一月四日に発表されたが、名簿にある黄氏が二〇一九年の何月からか行方不明になっている。死亡したのではないか」という噂が飛び交ったのだ。内部から噴出した話だった。スマホがある現代社会において、デマでない限り消息不明が続くのはどう考えても不自然である。

出回っている武漢ウイルス研究所のスクリーンショットには、「診断微生物学学科組」（二〇〇八年、二〇一一年、二〇一二年と、何年度に修士研究生になったかと名前、顔写真が掲載）の研究員紹介欄に、彼女の名前はあるが、かつてあったはずの顔写真は空欄になっていた。さらにコンタクト先として電話番号などの記入欄があるが、すべてが空欄になっていた。

「研究所に送られてきたウイルスの扱いを、彼女がミスって浴びて亡くなり、その際に運び出した人、葬儀屋などから一気に武漢ウイルスが広がった。絶対に彼女が感染0号だ！」との内容が（真偽は別として）噴出した。

ここで動いたのが北京の「新京報新聞」だった。二月十六日付で記事が出たが、まさに「超特急の火消し工作」のような印象を抱いた。

「二月十五日の夜、武漢ウイルス研究所の石正麗研究員（詳細は後述）と陳全姣氏らと（記者が）話をした。両者は『同研究所に黄燕玲という名前の研究員が所属しているかを把握していない』とのことだ。石研究員は『私が保証できるのは、研究生を含む内部の人間は誰一人としてウイルスに感染していないこと。0号は絶対にいない、フェイクニュースだ』と語った」との内容だった。

私にはこの「把握していない」という表現がまず不自然に感じた。

中国というのは隅から隅まで把握する、監視国家であり監視組織が基本なのだ。しかも「診断微生物学学科組」のスクリーンショットからは、大学からの推薦があって無試験で選ばれるこの枠は、「人の顔と名前がすぐ覚えられる」程度の少人数だと推測できる。

また同日に、武漢ウイルス研究所がＨＰサイトに「声明」として噂を打ち消す。「二〇一五年に修士を終えて、別の省で元気に仕事をしている」との内容で、新華社もそれを取り上げてわざわざ報じた。

一人の女性研究者の生存に関する「噂」なのに、このスピード感は尋常ではなかった。しかも黄氏が通った西南大学の元指導教諭までがＷｅｉｂｏ（微博）に書いた。

その内容は武漢ウイルス研究所の「声明」とほぼシンクロしていた。

「この二日ほど、たくさん電話やメールが私の元に届いている。黄燕玲は二〇一五年七月に順調に修士課程を終え、卒業後は武漢ではなく外地で仕事をしている。私は本人に電話をして確認をした。彼女は元気で何ら問題はない。ネット上では根も葉もない噂が出ているが、防疫の仕事は今、忙しい、これ以上、邪魔をしないよう」

渦中の黄氏はその後、ＳＮＳで「皆さんこんにちは。私、元気です」といった表面的なメッセージを発信したが、どこの研究所に所属しているかを含め具体的なことは記されておらず、近影もなく、さらなる疑念が沸いた。「これは嘘だ！　誰かがなりすまして書いたのだろう」と侃々諤々となった。

日本人の感覚なら、もし不慮の事故で亡くなったとして、「彼女のご家族は？」という言葉が浮かぶことになる。しかし、多くの家族はSNSで発信することなど、恐ろしくてできない。そのうえで中国当局から口止め料をガッツリ貰えば、それで黙ってしまうものなのだ。いずれにせよ、彼女の消息は生死とは無関係に闇に葬られた。

この件で解析したのは、「中国当局は武漢ウイルス研究所のP４実験室に世界の目が向くことを異様に嫌がっていること」「黄燕玲氏の身に何かがあったとして、それを徹底的に隠蔽したいらしいこと」だった。

生物医学・ゲノム研究センター「ブロード研究所」の論文

そしてさらに、私の（三）の仮説、「研究員がコロナウイルスの扱いをミスって患者0号になった」を再び考えたくなるニュースが五月、英タブロイド紙「サン」から出た。

マサチューセッツ工科大学とハーバード大学、アメリカの二大学が共同で設立した生物医学・ゲノム研究センター「ブロード研究所」の複数の生物学者が、五月二日に研究論文を発表した、その概略だった。

「新型コロナウイルスは、市場で種を超えて広がっていることを指していないことを発見」「科学界は、実験室で研究を行う際、非遺伝子工程の前駆体が人に適応する可能性を検討すべきであるとした」

日本語に訳しても難解ではあるが、私はこう解釈してみた。

「市場で種を超えて広がっていることを指していない」というのは、「武漢発コロナウイルスは、ヒト以外の生き物にはうつらない」。別な言い方では「ハクビシンも、ヘビも、サルも、イタチも、コアラも、武漢ウイルスの宿主にならない（特殊なコロナウイルス）」という意味ではないだろうか？

中国当局が「海鮮市場でコウモリを食べたヒトが感染した」との〃物語〃を垂れ流した頃、「コウモリがヒトにだけうつす？」「海鮮市場の他の生き物は、ウイルスの宿主にならない？」という疑問を抱いたまま放置していたからだ。

もう一つの内容は、「実験室の研究員が、非遺伝子工程の前駆体＝人工的に操作したウイルスに感染した可能性」を示唆したことである。「実験室の研究員が感染者0号になった可能性」という言葉に置き換えられないだろうか？

オンナの戦い？　それとも派閥争い？

武漢ウイルスの存在が世界に知れた二〇二〇年二月には、こんな事件も報じられた。武小華博士という人物がｗｅｉｂｏ（微博）で「武漢Ｐ４実験室では、自然界に存在せず変異から生まれない人工的なウイルスを編集する実験を行っている」と告発をしたのだ。

告発文には、「武漢Ｐ４実験室の研修生なら、誰でもできるほど簡単なもの。できない人は卒業できない」とまで言い切っていた。

その武博士によれば、新型コロナウイルスを作り出したのは武漢Ｐ４実験室に所属する前出の石正麗主任らのグループだという。

彼女を含む研究チームが、同時期から二〇一五年十一月、米科学雑誌『Ｎａｔｕｒｅ Ｍｅｄｉｃｉｎｅ』に発表した論文が、にわかにクローズアップされることになる。『ＷｉＬＬ』五月号と七月号で、私と対談をした漫画家の孫向文氏が語った話をもとに時系列でまとめていこう。

石正麗研究員ら研究チームは二〇一三年に、「Ｈ５Ｎ１：鳥インフルエンザ」と「Ｈ

１Ｎ１：新型インフルエンザ」という二つウイルスを人工編集し、人から人へ感染する新しいウイルスを製造した。

二〇一五年十一月の『Ｎａｔｕｒｅ Ｍｅｄｉｃｉｎｅ』の論文内容は、中国馬蹄コウモリで見つかったＳＡＲＳに似たコロナウイルスの一種（ＳＨＣ０１４-ＣｏＶ）が疾病を引き起こす可能性に関するもので、研究者はＳＡＲＳの遺伝子をリバースジェネティクス（逆遺伝学）の手法を活用して一種のキメラ・ウイルスを生成並びに同定した。

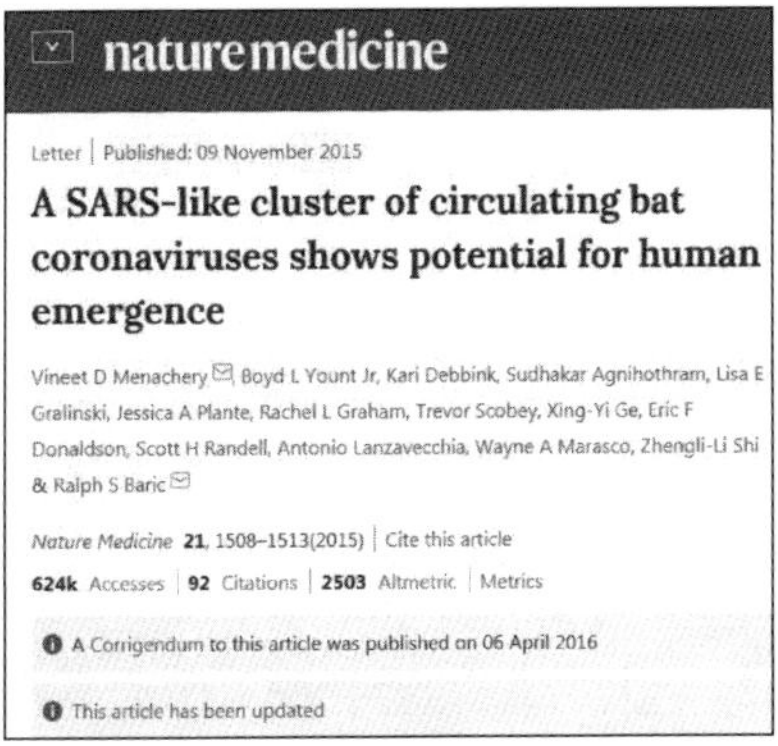
nature medicine

Letter | Published: 09 November 2015

A SARS-like cluster of circulating bat coronaviruses shows potential for human emergence

Vineet D Menachery, Boyd L Yount Jr, Kari Debbink, Sudhakar Agnihothram, Lisa E Gralinski, Jessica A Plante, Rachel L Graham, Trevor Scobey, Xing-Yi Ge, Eric F Donaldson, Scott H Randell, Antonio Lanzavecchia, Wayne A Marasco, Zhengli-Li Shi & Ralph S Baric

Nature Medicine 21, 1508–1513(2015) | Cite this article

624k Accesses | 92 Citations | 2503 Altmetric | Metrics

A Corrigendum to this article was published on 06 April 2016

This article has been updated

石正麗氏ら15名による論文

キメラ・ウイルスはネズミの疾病を引き起こしたが、死に至らしめることはなかった。

コウモリの間で現在流行しているウイルスが、ＳＡＲＳウイルスの感染拡大を再び引き起こす潜在的なリスクについて。

コウモリと人間の遺伝子コードは異なるため、コウモリから直接人間へ感染することは生物学的に不可能であり、そのため少なくとも二種類の中間宿主である「渡橋」が必要で、コウモリか

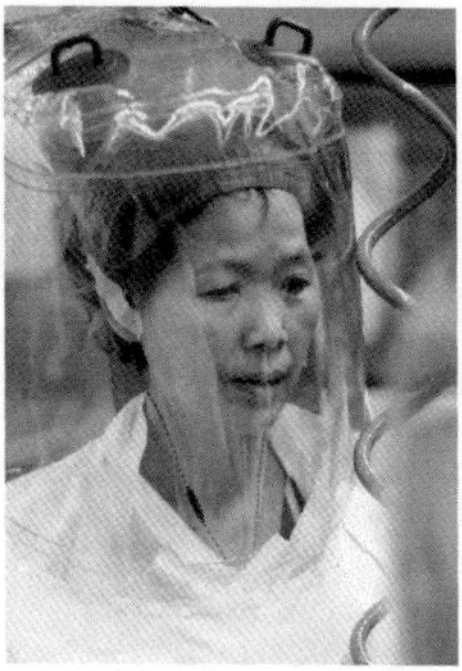
石正麗研究員（写真：AFP/アフロ）

ら犬へ、犬から猿へ、そして人間と同じ霊長類の猿から人間へと、コウモリから抽出したウイルスに人工編集を重ねていくことでそれが可能になった——といった内容だという。

補足すると、十五名の執筆者のなかの一人が石正麗研究員（中国人男性研究員も一人）で、実験の計画と実施はノースカロライナ大学チャペルヒル校の実験施設で進められた。

二〇一七年には、石正麗研究員は中国国内で「コウモリからコロナウイルスを抽出し、新種のコロナウイルスを研究する」といった講演も行った。

二〇一九年には、科学者のオープンアクセスジャーナル『ＭＤＰＩ（Multidisciplinary Digital Publishing Institute）』に、「コウモリによるコロナウイルスが原因で、中国が震源地になる可能性が高い」と、予告しているような論文内容を出した。

石正麗研究員は、いつしか世界から〝Ｂａｔ Ｗｏｍａｎ〟と呼ばれる存在となっている。所属を調べると、武漢ウイルス研究所の学術委員会主任、新発伝染病研究中心（新しく発生する伝染病の研究センター）主任、新発病毒学科組の組長でもある。

漫画家の孫向文氏が続ける。

「石正麗主任が二〇一五年に『Ｎａｔｕｒｅ　Ｍｅｄｉｃｉｎｅ』で発表した論文を見た、アメリカの北カロライナ州にある小さな医学研究団体は、彼女がリードした研究チームと提携を結びました。その際に見たのは、コウモリから抽出したコロナウイルスを人間の細胞にあるアンジオテンシン変換酵素２（ＡＣＥ２）と融合する実験に成功した、との内容が書かれた論文だったのです。

これをアメリカのＣＤＣ（疾病管理予防センター）は、『自然界に存在しないウイルスをつくるのは、モラル違反であり、中国が生物兵器に転用しかねないリスクを推測した』としています。同年にその医学チームは彼女との提携を解除しました」

それにしても、武小華博士の告発は何のためだったのか？　真実を世界に知らせたいから？　だとすれば現在、行方不明者になっていてもおかしくはない。

では、オンナの戦い？　言論が不自由な中国でそれほど生易しいものではないと考える。

ならば、江沢民派研究員と習近平派研究員といった派閥、縄張り争い？

それとも、〝Ｂａｔ　Ｗｏｍａｎ〟石正麗主任ら少数の人間に責任を押し付けるため、捨て石にするためのプロパガンダ（宣伝）が始まった？

武小華博士が何者なのか、実在する人物なのか、彼女が博士だとして論文が見当たらない、といった声も出ている。石正麗研究員の存在やその研究内容を世界に知らせるための架空の人物を使っての〝仕掛け〟だったのだろうか？

石正麗研究員と同僚の周鵬研究員は、情報諜報ネットワーク「ファイブ・アイズ」に「この二人を調査中」と名指しされた。両氏はオーストラリアに留学していた時期があり、その間、誰と接触して何をしていたのか、オーストラリア保安情報機関（ASIO）は際どい証拠をつかんでいるのだろう。

二〇一五年から新型コロナを想定したワクチン開発を始めた？

リケジョの話が続く。

二〇二〇年三月五日、陳薇少将は中国で完成したワクチンを接種し、武漢P4実験室に入ったことが報じられた。その際、彼女の隣には中国国務院の孫春蘭副首相が座り、陳少将にワクチンが摂取される姿を確認していた。孫春蘭副首相（女史）はもしかして、ウイルス＆ワクチンの工作を統括する胴元《ドン》だったのだろうか？

前出の漫画家、孫向文氏は、「中国が開発したというワクチンの瓶の写真が流出しています。その瓶のラベルの一番下には、軍事科学院と軍事医学研究院の文字がありました。製造元として、民間の製薬会社の名前もありますが、それはあくまで開発協力のレベル。中国メディアが報道する際は、わざわざ下の部分を隠しています。隠せば逆に正しい製造元と言っているようなものです。

不可解なのは、ワクチンの開発スピードについてです。中国国家衛生健康委員会（中国の厚生労働省）が、新型コロナウイルスの発生を正式に発表したのは二〇二〇年一月八日。流出したワクチンの製造年月日は二月十八日。わずか一カ月弱で、新型ウイルスのワクチンが製品化できるのでしょうか？

「注目しているのは、アメリカの製薬会社が武漢肺炎患者に治療する新薬『レムデジビル』を発表した一月二十日の同日、中国が後を追うように国内で特許を取得した、完成したと公表した点です。アメリカが言わなければ、中国は沈黙だったのではないでしょうか。結局、世界中を巻き込むような災難が起きても、中国政府が考えるのはカネのことだけ」

通常、ワクチンを開発する際は、動物実験だけでも半年以上、また臨床実験やデータ収集などすべて合わせると、少なくとも一年から二年はかかるというのが常識だと聞く。

二〇一五年十一月の『Nature Medicine』の論文が出た頃から、アメリカはワクチン開発に着手したとの話もある。イギリスやロシア、フランス、カナダ、オーストラリアなど、日本以外の大国はこの論文の存在も知っていて、コロナ禍に備えていたのだと推測する。

王岐山国家副主席の隠し子？との噂

ここで第三章に記した一人の女性に、再度スポットを当てよう。二〇一八年後半から中国科学院武漢ウイルス研究所の所長に抜擢された女性研究員の王延軼氏（一九八一年生まれ）である。北京大学生命科学学院卒業後、二〇〇六年に米コロラド大学で修士号を取得。帰国して二〇一〇年、武漢大学生命科学学院で博士号を取得した。

彼女は世界が注視するバイオ・ハザード・レベル4に対応するP4実験室も備わる「新しいラボ」（江夏区）と、武昌区の武漢ウイルス研究所を統括する所長である。

一方、新型コロナウイルスの研究で注目される石正麗主任は一九六四年生まれ、五十代半ばで第三章に記した、武漢ウイルス研究所（武昌区・江夏区）の党委員会書記兼副所長で中国科学院武漢分院（武昌区）の院長も務める袁志明氏（一九六三年生まれ）

と年齢が近い。

ただ、石正麗氏は学術委員会の主任、新発伝染病研究中心の主任、新初病毒学科組の組長という立場であり、武漢ウイルス研究所の責任者ではない。

一方、三十代の王延軼氏は超エリート街道を歩む「選民」であることは間違いない。二〇二〇年元旦、国家衛生委員会が武漢ウイルス研究所の王延軼所長に電話し、流行に関連するすべての検査、実験データ、結果、結論を自己メディアやSNSで公開したり、官製メディアを含む協力機関（技術サービス会社を含む）に開示したりしないようにと、特別な通知を伝達したとされる。

実際、王所長は一月二日に、「武漢ウイルス研究所」研究員すべてにこれらの内容を伝達したことがスクリーンショットで残されている。若い所長が箝口令《かんこうれい》を敷いたのだ。

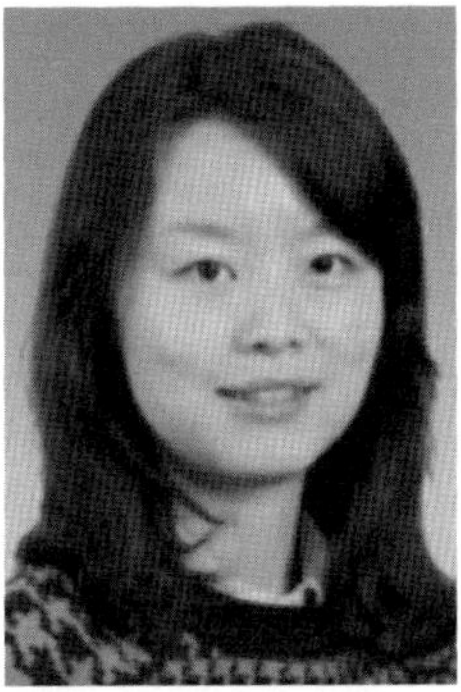
武漢ウイルス研究所所長の王延軼氏（YouTubeより）

王所長の夫は十五歳年上で武漢大学副学長、武漢大学医学研究院長も兼任している。識者の一部は、「夫の威光で彼女が所長のポジションに就いた」と解説しているが果たしてそうだろうか？

それよりは一部で噂される「王岐山国家副主席

の隠し子」説の方が、私にはより合点がいく。王岐山国家主席は二〇一八年六月から中国赤十字会の名誉会長に就いている。ちなみに、会長は第三章で記した通り、江沢民元国家主席と長男・綿恒氏に近く、リヨンのメリュー家とも長年、深い関係にあると考えられる陳竺氏だが、「新しいラボ」が王岐山（一派）の牙城になりつつある、ということなのか？

赤十字会と聞けば日本人は「美しいイメージ」を抱くだろうが腐敗の温床。誰も献金したがらない〝黒い会〟であることも補足しておく。

〝Ｂａｔ Ｗｏｍａｎ〟の石正麗主任をはじめ「選民」以外の研究者は所詮、中国共産党の軍拡――生物化学兵器、毒素兵器の開発に利用される〝頭脳コマ〟に過ぎず、いざとなったら「捨てられる存在」なのかもしれない。

五月には、米ペンシルベニア州ピッツバーグ大学医学部の助教授、劉兵氏（三十七歳）が、顔見知りの中国人に自宅で殺害される事件も報じられた。

中国当局との関係はわからないが、国際医学誌「ランセット」に掲載された同大学医学部の研究論文によれば、劉助教授は武漢ウイルスのためのワクチン開発を進めていて、すでに予備的な動物実験で十分な抗体の産生を確認しており、順調にいけば、数カ月後には臨床試験が始まるとみられていたという。殺害者は、劉助教授を殺害後に車中で死亡している姿で発見され、自殺を図ったという。

このように、「知的水準の高い」中国の研究者が次々と逮捕されたり、自殺したり、不審死したり、殺されたりしている……。

五月二十五日には、中国中央電視台（ＣＣＴＶ）のインタビューを受けるかたちで、王延軼所長が世界に登場した。王所長は、同研究所から新型コロナウイルスが漏えいしたとの見方を「でっち上げ」と否定し、「研究所が初めて新型コロナウイルスを扱ったのは二〇一九年十二月三十日」「十二月三十日以降に『原因不明の肺炎の臨床サンプル』の検査を進め、全く未知の新たなコロナウイルスが含まれることを発見した」と説明し、「それ以前には扱ったことも研究したことも、保存したこともない」と強調した。日本はこの中国サマのプロパガンダ（宣伝）を素直に報じたようだ。

その二日後、五月二十七日には石正麗研究員が中国国営の中国国際テレビ（ＣＧＴＮ）に出演した。「二〇一九年十二月三十日に原因不明の肺炎患者の検体として初めて研究所に持ち込まれた」とし、「遺伝子配列を調べ、我々が知っているどのウイルスとも違う未知のものだとわかった」と説明。「それ以前に、新型ウイルスの存在は知らなかった」としらばっくれた。

石研究者はさらに、「伝染病の研究は透明性を持ち、国際的に協力していかなくてはいけない」「政治と科学が混ざり、科学が政治化されている。全世界の科学者が望んでいない状況だ」と述べた。科学を政治化したのはアナタの国なのに、まるで他人事だ。

真の支配者は今後、どのような〝物語〟をリケジョに演じさせるのだろうか？

第六章

情報戦とFOXテレビの「リベンジ」

消されたリポートが示唆すること

二〇二〇年三月上旬のある日、友人から私のもとへ「消されたリポート」の存在を知らせるメールが届いた。科学者向けのグローバル情報共有プラットフォーム「リサーチゲート」に二月六日に公開した論文で、タイトルは「The possible origins of 2019-nCOV coronavirus（2019-nCoVコロナウイルスの可能な起源）」。

タイトルにまず胸が躍った（笑）。少なくとも論文には、私が早々に立てた三つの仮説に対するヒントか、答えがあるはずだと期待した。「リサーチゲートのサイトから消えた」とはいえ、どこかに原文は残っているだろうと検索をしたところ、わりと簡単にPDFファイルが見つかった。

主筆は、中国の理系トップクラスの国立大学、華南理工大学（広東省広州市）の肖波涛教授だった。同教授の履歴を調べると、生理学・生物物理や医薬生物学、生物データ学、生化・分子生物学、微生物学が専門で、二〇一一年から二〇一三年まで米ハーバード大学医学部ボストン小児病院に在籍し、帰国後は二〇一七年まで武漢市の華中科技大学物理学院生物物理所の教授と副所長を務めていた。現在は広州市に在住なのだろうが、武漢市の地理や研究所についても十分知っている立場の学者だと推測できる。執筆者として、もう一人の名前が記されており、武漢科技大学附属天佑医院と武漢科技大学に籍を置く科学調査を専門とする人物だった。武漢在住者だと考えられるが、肖教授の親戚かもしれない。英文名が同じ「Ｘｉａｏ」だった。だが、どうしても漢字名は探せなかった。

肝心の論文内容を、ここで簡潔に紹介したい。

コウモリが市場に飛ぶ可能性は非常に低い。自治体の報告と、三十一人の居住者と二十八人のビジターの報告と証言によれば、コウモリは市民の食料源では決してなく、市場で売り買いされていない。

他に何か考えられる感染経路はあるだろうか？　我々（肖教授ら）は海鮮市場周辺で、コウモリのコロナウイルスの研究をしている二つの研究所を特定した。市場から二百八十メートル以内に武漢市疾病予防管理センター（ＷＨＣＤＣ）がある。

ＷＨＣＤＣは、研究目的で動物を確保し病原体収集と識別を専門にしていた。

ＷＨＣＤＣは、過去二年以内にコウモリを湖北省から百五十五匹、浙江省から四百五十四匹調達している。ＷＨＣＤＣは、医者らのグループが最初に感染した協和医院に隣接している。

第二の研究所は、海鮮市場から約十二キロメートル離れた中国科学院武漢病毒（ウイルス）研究所（武昌区）がある。この研究所は、中国の馬蹄コウモリが重度のSARS（重症急性呼吸器症候群）の大流行を二〇〇二年から二〇〇三年に引き起こしたことを報告している（中略）。直接の推測は、SARS-CoVまたはその誘導体が実験室から漏れる可能性がある。

要約すると、誰かが2019-nCoVコロナウイルスの進化と絡み合っていた。天然組換え及び中間宿主の起源に加えて、キラーコロナウイルスはおそらく武漢の研究室から発生した。


論文の最後には「確認（Acknowledgements）」として、「この仕事は中国国家自然科学基金のサポートを得ている」との但し書きと、「利害関係の宣言（Declaration of interests）」として「筆者（二人）は競争への関心はないことを宣言する（All authors declare no competing interests）」と記されている。

きちんとした背景がある、中国人科学者のレポートであることがわかる。

コロナウイルスの起源と正体、発生源に近づいてきた感があり、不謹慎ながら私は少しワクワクしてしまった。

武漢市疾病予防管理センター？

このリポートで実のところ、私が最も注目したのは、「武漢市疾病予防管理センター」が、医者らのグループが最初に感染した協和医院に隣接している」という部分だった。協和医院は二〇二〇年一月中旬以降、医療関係者が「一人の肺炎患者を治療したところ、十四人の医療従事者が同時感染した」「我々の多くが感染しているはずだが、検査すらしてもらえない。我々は隔離ではなく軟禁状態にある」などとＳＮＳで発信した、早々から医療崩壊が起きていることが推測される病院だった。

ＣＮＮが報じた（第二章に詳細を記した）、二月に武漢肺炎で亡くなった李文亮眼科医らの勤務先、武漢市中心医院も協和病院と近かった。もう一つ、これら二つの病院とも比較的近いエリアにある湖北航天医院の医師も、ＳＮＳを通じて早々から事情を訴えていた。

私は情報を収集する際、並行して病院や研究所などの位置もグーグルマップで確認しながら推理をしていた。だからこそ、モヤモヤしている部分があった。

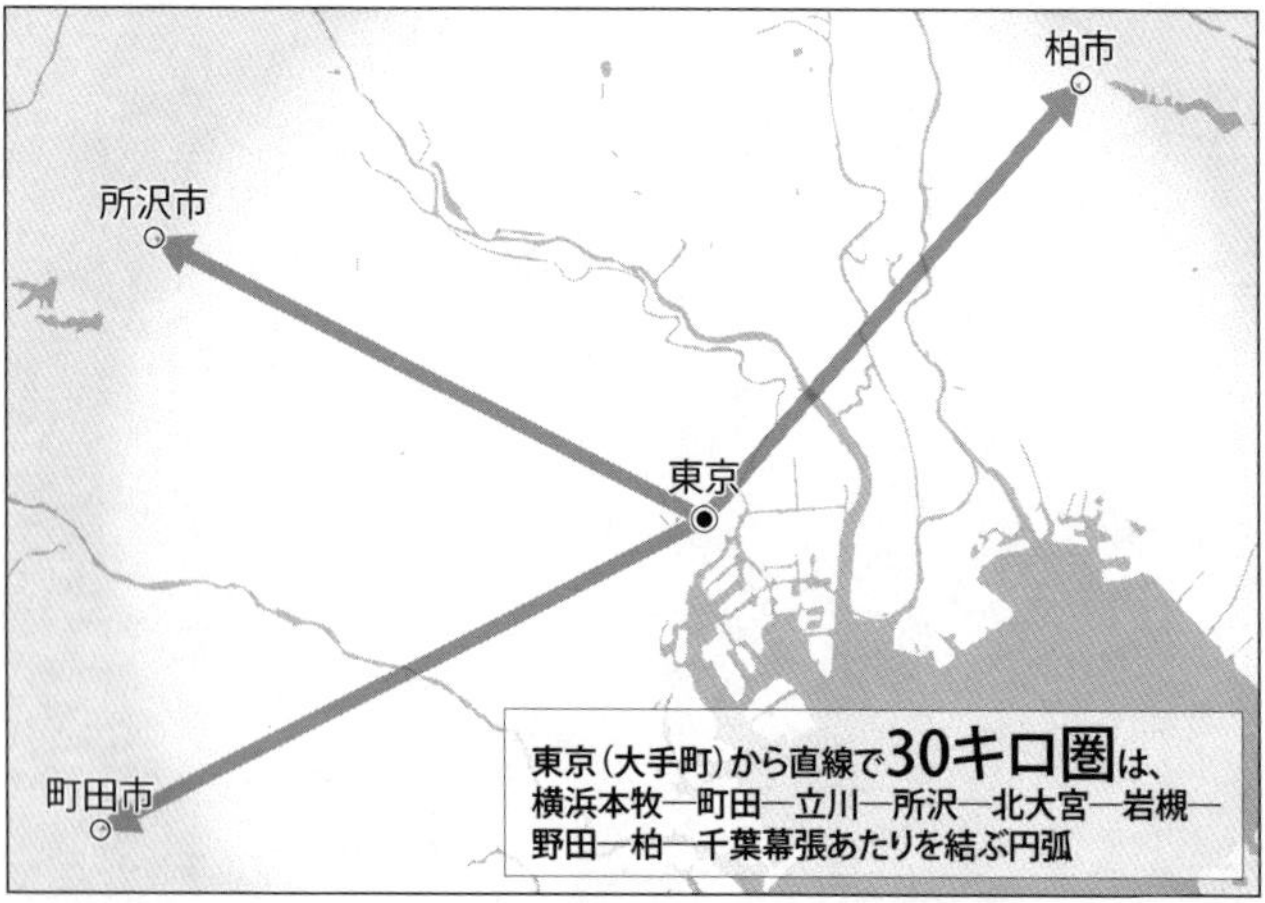

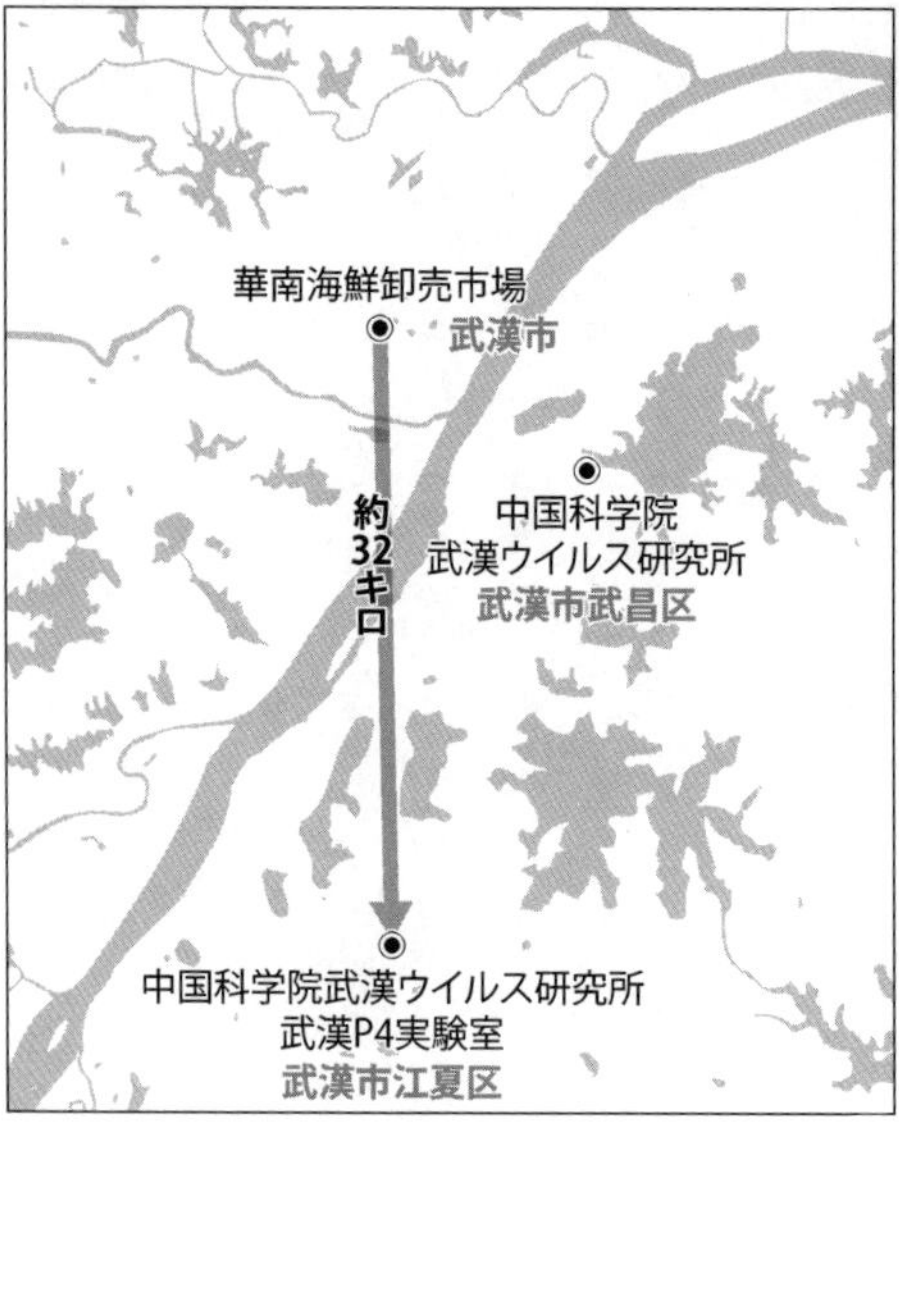

フランスと合作した武漢P4実験室を備えた武漢ウイルス研究所（通称「新しいラボ」）は、住宅密集地域ではない江夏区にある。人工ウイルスがこの「新しいラボ」から漏れたとの説が早くから出たが、パニックが起きていた複数の病院まではそれなりの距離がある

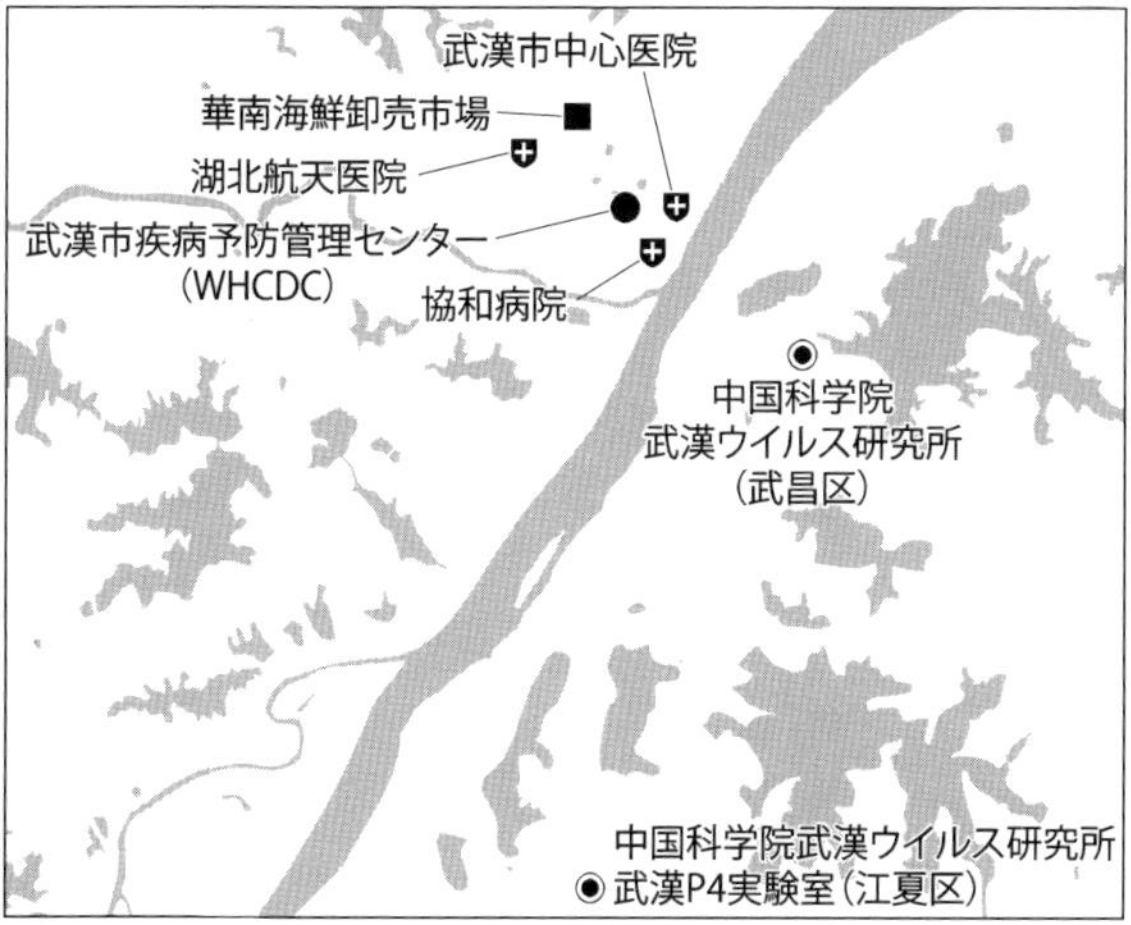

ＷＨＣＤＣは過去二年以内にコウモリを湖北省から百五十五匹、浙江省から四百五十匹を調達。至近距離に複数の病院がある

私の三つの仮説のなかの（一）に関連することだった。

（一）一九七九年にソ連で起きた事件――スヴェルドロフスクの生物兵器研究所から炭疽菌が漏れた事件と同様、人工的なコロナウイルスが、武漢のウイルス研究所から空気のように周辺地域に漏れた。

アメリカはじめ、世界の識者が注目していた通称「新しいラボ」、すなわちフランスと合同でつくった「武漢Ｐ４実験室」がある江夏区の中国科学院武漢病毒（ウイルス）研究所は、パニックが起きていることを発信している複数の病院から、地理的に離れすぎていると感じていたのだ。

位置関係で補足すると、「新しいラボ」は、中国当局が発生源と主張する華南海鮮卸売

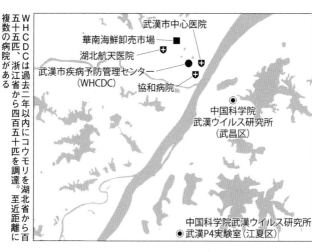

市場と三十キロメートル以上、離れている。

旧ソ連のスヴェルドロフスクの例のように、研究所から何らかの不具合で「空気中に漏れた」のであれば、「新しいラボ」ではなく、長江を隔てた対岸の武昌区にある中国科学院武漢ウイルス研究所でもなく、肖教授の論文が存在を教えてくれた「動物を確保し病原体収集と識別を専門にしていた武漢市疾病予防管理センター（ＷＨＣＤＣ）」かもしれない、と推測し直した。

ＣＮＮの暴露「中国政府が科学を徹底管理」

アメリカとイギリス、中国の七人の研究者が、米科学誌『Ｓｉｅｎｃｅ』で三月十六日、「記録されていない感染者が、新型コロナウイルスの急速な伝播を促進する」というタイトルの論文を発表した。

同論文は「一月二十三日に武漢市が封鎖されたが、その管理措置がとられる以前、感染者の八割以上が記録されていなかった。その後の大部分の感染は、この部分的集団から拡散し、その後、急速に蔓延したことが制御不能になった主因」と結論づけた。

つまり、中国当局による初期段階でのアウトブレーク（集団感染）に関する隠蔽をパンデミックの原因と断定したのだ。世界の知見と良識がある科学者が、このように〝習隠蔽〟政権にガンガン真っ向勝負をしてくれることを私は願った。

その後、私も注目した肖教授のリポート内容が、「純粋に科学者のリポートだったこと」を裏付ける報道が出た。

それは、四月十三日にＣＮＮが報じた「中国政府はウイルス起源に関する米中論議のなか、コロナウイルス研究把握を強化する（Beijing tightens grip over coronavirus research, amid US-China row on virus origin）」だった。

要点は以下の通り。

中国政府が出した新方針は、新型コロナウイルスに関する学術論文は今後、出版前にすべてが政府当局の審査対象になる。承認がなければ出版ができない、という通達がまず復旦大学（上海）のウェブサイトに金曜日（四月十日）朝に出た（通達の中国文の映像もあった）。

ＣＮＮが復旦大学の通達文に記された連絡先に問い合わせ、文章について尋ねたところ、「これは内部文書」と語り、数時間後にはサイトから削除された。中国地質大学（武漢）のウェブサイトにも出ていたが削除された。

この指令は、新型コロナウイルスの予防と管理に関する国務院のタスクフォースが開催した、三月二十五日の会議中に発行された指示に基づいた内容とされる。

CNNのこの報道には、中国の研究者と協力して国際医学雑誌に新型コロナウイルス症例の臨床分析を発表した香港の医療専門家ほか匿名による、「二月の段階では（審査は）なかった」ことなども記されている。

とすれば、肖教授の「消された」リポートをはじめ、この時までに中国人研究者が国際医学雑誌に発表した新型コロナウイルス研究の論文で、その起源やアウトブレークに関して中国政府の公式な説明に疑問を投げかけていた内容は、「科学者の知見」によるものだった可能性が高い。肖教授は行方不明、という話もある（自宅謹慎などかもしれない）。氏のリポートは、中国当局にとって不都合な事実が記された情報源と考えられる。

中国共産党はプロパガンダ（宣伝）のみならず、政治で世界共通言語とも言える「科学」を徹底管理し、武漢発・新型コロナウイルスに関するあらゆる事実——仮説を含めた純粋な科学論文——を闇に葬り、ヒステリックな隠蔽工作に動いていることは明らかだった。

スリラー小説、『The Eyes of Darkness（闇の眼）』は予言か予告か

「新型コロナウイルスは、（一）天然ウイルス　自然に感染（二）天然ウイルス　過失漏れ（三）人工ウイルス　過失漏れ（四）人工ウイルス　悪意ある拡散、のいずれだと思うか？」

武漢肺炎の流行が世界へと拡大していくなか、二月二十八日、ある著名な中国人がツイッター上でこのような世論調査を行った。

これに反応した、ツイッターを使用できる環境にある中国人ネットユーザーから、一日で一万人以上の回答を得た。

その結果は、「人工ウイルス　過失漏れ」が五一・一％、「人工ウイルス　悪意ある拡散」が二三・八％、そして「天然ウイルス　過失漏れ」が一三％。一二％と最も少なかったのが「天然ウイルス　自然に感染」だった。

この調査に答えた人たちの、実に約七五％が新型コロナウイルスについて「人工的なウイルス」と考えており、発生源は「海鮮市場でコウモリを食べた人」からではなくウイルスの研究所だと推測しているようだ。

個人で世論調査という、思い切った行動をとったのは元中国中央電視台（CCTV）の著名なニュースキャスター、崔永元氏である。詳細は省くが、さまざまなスキャンダルのなかで国営テレビ局を辞めて久しいが、近年、中国のトップ女優、范冰冰氏の巨額の脱税疑惑を暴露するなど、彼の名前が再浮上していた。

一方、国家衛生健康委員会ハイレベル専門家グループの鐘南山グループ長は、二月下旬に、「感染はまず中国で発生したが、ウイルス発生源が中国だとは限らない」と語り、「人民日報」など官製メディアで発信された。習政権が「アメリカが中国でウイルスを拡散した」とのプロパガンダを始めるのは明らかだった。

ニュースキャスターの世論調査で、私が迷わず選ぶのは(三)の「人工ウイルス過失漏れ」だが、実のところ脳裏では(三)から始まり(四)の「人工ウイルス　悪意ある拡散」をして、パンデミックへ向かったのではないかと考えた。あるいは(四)から「始めた」のではないかと。

第三章に、G-Newsの「南普陀（Nanputuo）計画」の内容を紹介したが、私は陰謀論ではなく正直、「十分あり得る謀略」と考えていた。中国の支配者らが人口減少と「世界同時革命」に向けた賭けに出れば、ウイルスの正体の隠蔽だけでは消極的すぎる戦争だ。破壊的なDNA＝共産党支配層には、「見えないもの」を世界に撒き散らしてもおかしくはないはずだと。生物兵器を作っていた、とすればなお更だ。

　しかも、一九八一年に出版されたアメリカの作家ディーン・クーンツ（Dean Koontz）氏によるスリラー小説、『The Eyes of Darkness（闇の眼）』の存在を知ってしまったので、この考えも脳裏の片隅に置いていた。

　複数のペンネームで小説を書き、大ヒットを重ねてきたクーンツ氏は、中国の武漢にある実験室で開発された非常に強力な生物兵器を「Wuhan-400（武漢-４００）」とし、登場人物に「武漢-４００は完璧な兵器です。感染するのは人間だけ。他の生物はキャリアになれません。梅毒と同じで武漢-４００も人体の外では一分以上、生存できません」「武漢市郊外のＲＴＮＡの研究所で開発されたもので、そこで作り出された四百種類の人工微生物の生きた株だった」「中国は武漢-４００を使って都市や国を破壊することが可能で、しかも、その後に繊細で高価な除染を行う必要がないのです」などと語らせている。

『闇の眼』は、武漢-４００は「死亡率一〇〇%、誰も生き残ることはできない」との「スリラー小説」らしく「恐怖」を重視しているが、二〇二〇年のこの事態への予告だったのか予言だったのか……。さらに驚くことに、『闇の眼』は一九八一年の出版当時の舞台設定は「ソ連・ゴーリキー研究所」だったが、一九九六年の改訂版から、「中国・武漢の研究所」に置き換えられていた。

世界の歴史は、戦争や疫病といった「死と隣り合わせの恐怖」によって、人々の意識を抜本的に変え、時代を転換させようとすることも私は悟りつつあった。

これは、やはり戦争なのだ。第二次世界大戦中は防空壕だったが、それが「ステイ・ホーム」という美しい表現に変わっただけの……。

ヒートアップする米中〝口撃〟情報戦

「米軍が武漢市に今回のウイルスを持ち込んだのかもしれない。アメリカは我々に説明すべきだ」

中国外務省の趙立堅報道官は、三月十二日にこうツイッターに書き込んだ。

中国のこの挑発的な〝責任転換〟発言に対して、デービッド・スティルウェル国務次官補（東アジア・太平洋担当）が同日、中国の崔天凱駐米大使を国務省に呼びつけて厳重に抗議した。共和党のジョシュア・ホーリー上院議員（ミズーリ州）も、「中国外務省の道化師が、ツイッターに『露骨なウソ』を書き込んだのでそれに反論したところ、私をブロックしたことを喜んでお伝えする」とツイッターで発信し、盛り上がった。米中〝口撃〟の情報戦は激しさを増していった。

「習氏と私は、ウイルスがどこから来たのかを知っている」

トランプ大統領は翌日の十三日、ホワイトハウスで国家非常事態を宣言した記者会見でこう語り、周囲の笑いを誘った。余裕のカウンターアタック（反撃）とみられる。

世界はすでに「人工ウイルス（生物兵器）を作っていた」のみならず、「ウイルスの悪意ある漏れ＝（誰かが）撒いている」ことも視野に入れているはずだった。

本書では詳細を書かない（書けない）が、オバマ政権時代までのウイルス研究にまつわる〝暗闇〟が今後、表に出てくる可能性もある。すでに出ている内容からキーワードは（米中機関に限定すると）、「ノースカロライナ大学チャペルヒル校の実験施設」「フォート・デトリック米陸軍研究機関『細菌・生物兵器研究所』」「国立アレルギー・感染症研究所（ＮＩＡＩＤ）とアンソニー・ファウチ所長」「武漢ウイルス研究所」「ビル＆メリンダ　ゲイツ財団」「ジョンズ・ホプキンズ大学」あたりか。断っておくが「悪者」を挙げたのではなく、キーワードである。

だからこそ、中国当局は、「アメリカが拡散した」と、ウイルスそのものの〝脱中国化〟と陰謀論を発信している（陰謀論を嫌がる日本のマスメディアだが、これは嬉々として報じたような。トランプ以前のアメリカのウイルス研究事情であれ、トランプ大統領とトランプ政権をディスる格好の材料にできるからだ！）。

少し横道にそれた。

アメリカの法律家グループも立ち上がった。マイアミ（フロリダ州）のバーマン法律グループが三月十三日、「中国と湖北省、武漢市及び複数の中国政府機関が、新型コロナウイルス発生の初期段階の処理を誤った」として、人身傷害や不当な死亡、財産の損害、その他の損害を受けた人々に、数十億ドルの損害賠償を支払うように求める連邦集団訴訟を起こしたのだ。

格闘家たち、あるいは新ドラマの番組宣伝かと見間違えるマッチョな肉体にスーツ姿の法律家たちの画像が拡散された。米議会がこの件で動く――中国共産党の資産の凍結と奪取につなげる――〝開始のラッパ〟だと直感した。

案の定、米下院は三月二十四日、中国当局の新型コロナウイルスへの初動対応の誤りで、世界に感染拡大させたことを非難する決議案を超党派で提出した。上院も同日、共和党のジョシュ・ホーリー上院議員が中心となり、中国当局が発信する「ウイルス米起源説」の噂を非難し、中国共産党が集団発生（アウトブレーク）を隠蔽した国際調査を開始し、世界各国への補償を求める法案を提出した。

マイク・ポンペオ米国務長官は翌日、主要七カ国（G７）外相のビデオ会談後、ワシントンの国務省本部で記者会見を行い、こう述べた。

「中国ウイルスの流行が明らかに示したが、中国共産党は、我々の健康と生活様式に深刻な脅威をもたらした」「すべての国、国連及びその他の国際機関に対し、中国共産党の『悪意と権威主義の脅威』から守るために協力するよう要請する」「この危機を解決し、経済復興の足掛かりをつけた時、世界は何による責任で起きたかを評価することになる」

ポンペオ国務長官は、新型コロナウイルスを意図的に「武漢ウイルス」と呼ぶなど、中国の情報操作を許さず「中国・武漢が発生源だ」と、より戦闘モードを強めていった。

一方、日本は政官財マスメディアすべて、戦闘のヒートアップの外野であるどころか、世界が進める新しいレースに参加すらしていないようだった。

「未知のウイルス」の流行にいち早く警鐘を鳴らした武漢市中心医院の眼科医、李文亮氏の死（二月七日）から一カ月半を経て、中国当局は調査結果を公表した。「家族への謝罪以外は責任逃れだ！」といった怒りが散見するなか、米ワシントンD.C.に本拠地を置くＮＧＯ「公民力量」は、「李文亮事件」の責任者十一人の名前を発表した。武漢市衛健委書記、武漢市公安局長、宣伝部部長らのほか、チャイナセブンの一人、王滬寧・党中央政治局常務委員（序列五位）の名前も入っていた。

FOXキャスター、ハニティ氏とトランプ大統領の連携

「中国共産党が（新型コロナウイルスの）流行を隠蔽したことで、パンデミックという結果をもたらした。さもなければ、パンデミックは完全に避けることができたはずだ」

全米最大のニュース放送局「FOXニュース」の政治トークショー「タッカー・カールソン・トゥナイト」のキャスター、タッカー・カールソン氏は、三月十八日夜の番組でこう批判した。

トランプ大統領が同日の記者会見で、「Chinese Virus（中国ウイルス）」と連発。中国当局の隠蔽と情報操作への攻撃に連動した。同局ではカールソン氏はじめ、複数のキャスターが番組をリレーしながら非難した。

ニュース番組「ハニティー」で、キャスターのショーン・ハニティー氏は「中国共産党による一連のウソが世界中の人々を苦しめ、命を落とすことになった」「彼らは今、世界中で死、破壊、殺害を引き起こしている」と断裁した。

ハニティー氏は、ラジオ業界誌による「言論の自由賞」などの受賞歴もあり、ニューヨーク・タイムズ紙から出版した書籍三冊がベストセラーに輝く、著名な政治評論家

である。

女性キャスターのローラ・イングラハム氏は「我々（アメリカ）は中国政府に対して、より厳しい措置を検討する必要がある」と語った。

キャスターらは、中国が新型コロナウイルスの発生国であることを非難しているわけではない。中国共産党による隠蔽工作や責任転嫁のプロパガンダ（宣伝）を問題視しているのだ。

ただ、ＦＯＸニュースの看板キャスターによる報道内容に対して、ディープステート（国際金融資本・ユダヤ系左派）の手足とされる左派メディアと論客は容赦ない。「ＦＯＸニュースが新型コロナウイルスによる感染症の報道を軽視してきた」と批判しているのだ。

特にトランプ大統領とも近い最大のスター、ショーン・ハニティー氏は、左派の恰好の攻撃対象になっていた。

「ハニティーは、新型コロナウイルスは心配するものではないと言い、ウイルスを『デマ』と呼び、トランプ大統領が利用する単なる政治的ツールだと示唆した。『ああ、この新しいデマで、トランプを怒らせよう』みたいな感じだ」

「ハニティーの番組は、ウイルスがもたらす危険を軽視し、いや明らかに無視した」

「タッカー・カールソンは先に新型コロナウイルスによる感染に関して警鐘を鳴らしたが、ショーン・ハニティーはカールソンほど頻繁に話さなかったし、公衆衛生に対する潜在的な脅威を、同じレベルで強調しなかった」

「二十一世紀FOX」の創業者で〝世界のメディア王〟の異名を持つ米メディア大手ニューズ・コーポレーション社の会長兼最高経営責任者ルパート・マードック親子への罵倒も激しい。

「マードック家は自身の企業の、投票権の三九%を占めている。FOXニュースのエグゼクティブ、マードックと長男のラクランは、新型コロナウイルスによる、災害に対処する唯一の方法は、それが起こらなかったふりをすることだと明確に決めたのだ。だから、FOXが今、お互いを助け合うアメリカ人の高揚物語を促進している」

「マードック会長が、二〇一六年にトランプといい感じだったのは、賢明なビジネス上の決定かと思ったが、FOXニュースが当初、新型コロナウイルスへの懐疑的な見方を押し進めることで、彼の政治をビジネス上の利益よりも優先させた。

それは彼とフォックスにとって悪いことだが、人類にとってははるかに悪いことだ。ただ、トランプを支持することが単なる戦略的選択ではなくマードックの個人的な政治的信念だったのだ」など。

極左からリベラルの大手ニュースサイトで発表された識者の言い分をざっと読んだ私が〝総括〟してみた。

「マードック親子が動かすＦＯＸニュースは、新型コロナウイルスの脅威をあえて報じず、視聴者に危機を訴えることをあえて怠り、感染者と死者を増やすことにつなげた」「（ＦＯＸの最大スター）ショーン・ハニティー氏の番組を信じられるのか？（信じられないだろう）」「ＦＯＸニュースはジャーナリズムの有害で分裂的な力」

と彼らはレッテルを貼り、印象操作をしたいのだろう。

これは長年、ＣＮＮはじめマスメディアを牛耳ってきたディープステートと、保守層をターゲットに据えたニュースを発信し続け、トランプ大統領はじめ「アメリカ・ファースト系」議員・識者と密接なＦＯＸとの闘いである。

「我々は緊密に連携している。（中国に）大いに敬意を払っている」

トランプ大統領は三月二十七日、習主席との米中電話首脳会談後、ツイッターにこう投稿した。そこで、新華社通信など中国官製メディアが絶対に報じられない「爆笑もの」の事実があった。

トランプ氏は首脳会談を一時間半後ろにずらして、「ＦＯＸニュース」の生番組「ハニティー」のキャスター、ハニティー氏の電話インタビューに応じた。そして、次のように語っていたのだ。

「習氏との電話よりも重要だと考えている」

イヴァンカ、「勝つためにプレーする」

二〇〇九年に、保守派に属するユダヤ系アメリカ人、ジャレッド・クシュナー氏と結婚したイヴァンカ・トランプ氏が翌二〇一〇年に上梓した「The Trump Card: Playing to Win in Work and Life」のなかに、「私たちトランプ家は、理解を得るためにプレーしたりはしない。私たちは勝つためにプレーする」と記されている。トランプのDNAを受け継いでいるからか、なかなか強気な発言だ。

この時点でパパ（＝トランプ）の大統領選への出馬に向けた助走を始めていたのだろうか？　トランプ個人のツイッターも同年三月から始まっている。

そのイヴァンカ氏が、度々ツーショット写真を公開するなど親しい関係にあったのが中国生まれ、中国育ちの移民一世ウェンディ・デン・マードック（鄧文迪）氏である。彼女の本名は鄧文革（以降、デン氏）。ルパート・マードック氏の三番目の夫人だったが、二〇一三年に離婚した。八十歳を過ぎた夫から、三十七歳下の妻に離婚申し立てをしたのだ。

デン氏は一九九六年から、香港の衛星放送局スターＴＶでインターン（研修生）として働き始める。スターＴＶは長江実業グループの李嘉誠総裁の次男、李沢楷が一九九〇年に設立した会社だが、その三年後にマードック会長のニューズ・コーポレーション社に九億五千万ドルで売却され、同社の傘下に入っていた。

オーストラリア出身のマードック氏は、一九六〇年代から同国メディアの買収に乗り出し、イギリスの大衆紙『ザ・サン』や名門『タイムズ』、アメリカの映画会社「二十世紀フォックス」などを買収。さらにテレビ・ネットワークＦＯＸの設立など、世界的な影響力を持つ活字媒体やテレビ局、映画会社などを次々と傘下に治めていった。

一九九六年にはテレビ朝日の買収を仕掛け失敗したが、同年、中国の大陸向けのメディア、鳳凰衛視（フェニックスＴＶ）を香港で立ち上げ、中国国営の中央電視台（ＣＴＶ）にも株式の一部を与えた。

世界最大の市場、中国進出に遮二無二なり、中国共産党幹部とも急接近していた。まさに飛ぶ鳥を落とす勢いのマードック会長の通訳として、デン氏は行動をともにし、不倫、略奪婚をする。補足すると彼女は二度目の不倫、略奪婚だった。

マードック会長の二度目の離婚から十七日後の一九九九年六月、彼が所有する船上で結婚披露宴を行った。参加者には、ジョージ・W・ブッシュ大統領の弟ニール・ブッシュ氏、ロシアからイギリスに亡命したオリガルヒ（主にユダヤ系財閥）の一人、大富豪のボリス・ベレゾフスキー氏らがいたと報じられている。

デン氏の華麗なる人脈づくりは、この瞬間から本格化していった。イヴァンカ・クシュナー夫婦もその一組だったのだ。

二〇一三年六月六日、マードック夫妻はキッシンジャー元国務長官の九十回目の誕生日会に出席する予定だった。ところが、ニューヨークの彼の自宅に現われたのはデン氏一人だった。この一週間後、マードック会長からニューヨーク州高等裁判所に離婚を申請したことが報じられた。

この離婚報道を契機に、米英の英字メディアからはデン氏のスパイ疑惑が再燃する。カリフォルニア州立大学経済学部で彼女を指導した教授は、「中国から来たばかりなのに、誰よりも高級なパソコンを持っていた」などとコメントをしている。

「エール大学MBA課程の高額の学費を支払ったスポンサーは誰なのか？」「デンがアメリカから香港に渡る際、ニューズ社の役員で同社傘下の香港スターTVの最高執行責任者（COO）と席が隣り合わせだったとの報道があるが、誰の財布でファーストクラスに乗ったのか？」など、金銭にまつわる数々の疑問も噴出し、「アメリカから香港へ向かったのも、マードック会長に近づいたのも、中国側の計画通りだった」と結論づけた内容すら出た。

私的には、ＭＢＡそしてグリーンカードを取得した彼女がなぜ、「中国返還が目前の香港」へ舞い戻ったのか？　に不自然さを感じた。

その答えとも言えるのが、反政府系の中国メディア等が報じた、「人民解放軍総政治部には当時、香港のメディアをコントロールするという重要任務が命じられていた。欧米企業傘下のメディアに、スパイを潜伏させるのが最も有効的とされていた」との内容だ。

非マードック系の豪州紙『シドニー・モーニング・ヘラルド』は、曾慶紅国家副主席とデン氏との密接な関係について以前から指摘していた。江沢民の側近で、中国共産党の工作（スパイ）部門の主管で、対香港・マカオ政策も担当していたのが曾慶紅というのは周知の事実なのだが、『人民網』にも大量に記事が出始めた。

〝赤く重たい鉄の扉〟の鍵は開かないまま

マードック会長の通訳をデン氏が担った一九九八年前後から、マードック会長が江沢民国家主席と曾慶紅国家副主席の手に落ち、ハンドリングされている状態だったこと。結婚当初から彼女はメディアを乗っ取ろうとしていたこと。長女の出産直後から、資産奪取にも動いていたこと。

江主席らは、デン氏の子供が娘二人だったので（成人後、経営に携わることができないと考え）ガッカリしたこと。江主席がイギリスを訪問した際、新婚のマードック夫妻が現地に駆けつけ、マードック系メディアが大々的に江主席を宣伝することに無償で協力したこと。デン氏が仲介する形で、マードック会長は　鄧小平の長男や三女、江沢民の長男など、共産党の高級幹部やその子女と接触し関係を強化……などなど。

これらの記事が真実だとすれば、マードック会長と略奪婚をしたデン氏は、江沢民派のパペットである。伝記本の著者が、「氏は数年前、長男に『デンとの結婚は間違いだった』と話している」ことも明かにしている。

一九九〇年代初頭から、マードック会長は世界最大の市場、中国のテレビを支配する野望に燃えてきた。そのため共産党政府に批判的だった英ＢＢＣのＴＶ国際放送を排除したり、香港のパッテン総督の回顧録をグループ内の出版社から発行するのをやめさせたり、中国政府が突きつける要求にも再三、妥協してきた。

それなのに、とうとう〝赤く重たい鉄の扉〟の鍵をこじ開けることはできなかった。

マードック会長の野望は、二〇〇五年夏にはすでに打ち砕かれていた。中国政府の上層部と太いパイプを維持しつつも、何ら優遇されず、それどころか胡錦濤政権が海外メディアの規制を強めたのだ。

ビル・クリントン氏が「前大統領」の立場で主催したシンポジウムで、マードック会長は「中国政府が歴史の流れに逆らい、すでに開放へ向かいつつある中国国内のマスコミ市場を封鎖するということは、偏執的な行為としか言いようがない」と痛烈に批判し、自身の中国での投資が行きづまったことも明らかにしている。

世界のメディア王の名を欲しいものにしながら、挫折も味わったマードック会長を、スターＴＶに入社以来二十年ほど、業界人そして妻の立場、中共政府の立場で微細に見続けてきたのが本名「鄧文革」という中国人なのだ。

ただ、二〇一七年以降、ホワイトハウスのイヴァンカ・クシュナー夫妻はもとより、セレブたちと行動をともにする姿はパタリと報じられなくなった。彼女をクローズアップしていたセレブ雑誌やゴシップ紙も、私が記した類の「スパイ疑惑」を報じるのみ。米英のエスタブリッシュメントから警戒対象になっていると推測する。

〝メディア王〟マードック会長はトランプ政権と手を携え、フェイクニュースと戦い、さらに中国共産党へのリベンジの最中なのだろうか？　少なくともトランプ大統領の

習政権の「鎖国政策」は戦争の準備か

中国は三月二十八日午前〇時から、すべての外国人の入国を禁止した。外交官やＣビザ（＝国際列車や航空関係者などに発行される査証）保有者など、ごく一部の例外を除いて、ビザや居留許可を持っていても、中国への入国ができなくなった。

習政権が「事実上の鎖国政策」に舵を切ったことについて、中国外務省は「感染症に対応するために取らざるを得ない臨時の措置」と説明した。

だが、額面通り受け取る識者は、日本を除く世界にはいないはずだ。

複数の反中国共産党系新聞には、次のような論調が飛び交った。

「武漢ウイルスを隠蔽し続けていた段階で、国境封鎖をしなかったのは政権維持のためだった。パンデミックとなった今、国を封鎖するのは流行に便乗して何かを企てているに違いない」「飢餓、失業、インフレなどの大きな脅威が迫るなか、中国共産党の政策決定は国家権力の保護を目的としており、十億人以上の人民を中国共産党の人質にする目的を果たした」

「戦争の準備ではないか？」との憶測も呼んだ。

私もそう解析していた。戦争の意味は二つありそうだ。

一つは、「共産党内の権力闘争」のなれの果てによる内戦である。湖北省とお隣、江西省の警察官が大衝突している様子の映像を確認したが、北京の統制が効かなくなったことを示唆する。

国連人権高等弁務官のミシェル・バチェレ氏は三月二十六日、「新型コロナウイルスが、刑務所、移民の拘禁施設などを攻撃し始めた」と発表した。敵対勢力（＝強制収容されたウイグル人や地下教会の信者など）に人民解放軍や武装警察が「ウイルス攻撃」をしているのではないかと、私は危惧をしている。

米議会が五月二十七日、「ウイグル人権法案」を圧倒的賛成多数で可決。大統領の署名で成立することが報じられた（署名は時間の問題だ！）。

それと習政権は、「国防動員法」を事実上、発令していると解析する。国防動員法は、中国が主権、統一、領土が脅威に直面するなど有事の際に軍務を優先し、そして共産党と軍が中国の民間人とモノを統制するという法律だ。「個人や組織が持つ物資や生産設備は必要に応じて徴用される」「金融・交通・マスコミ・医療施設などは必要に応じて政府や軍に管理される」とも記されている。

すなわち、中国在住の日本人が人質となり、在中国の日系企業の資産（工場も銀行アカウントも何もかも）が凍結される事態も、中共にとっては〝合法〟なのだ。

事実、日本の中小企業が「中国でマスク生産をしているが、日本に輸出できない」などと報じられていたが何を暢気に！　中共政府の管理下で民間企業の経済活動の自由を奪われているのであれば、「国防動員法が発令されたような状態」と言えるはずではないか？　アメリカのジャーナリストらの追放も同様だ。

台湾海峡での有事については、アメリカと台湾は最大級の警戒をしている。台湾の呉釗燮《ごしょうしょう》外交部長（外相）は、中国が鎖国状態となる前の三月十六日、アメリカの弁護士で学者であるヒュー・ヒューイット氏が司会を務めるラジオ番組のインタビューにて、注目すべき発言をしていた。

「台湾は中国共産党に脅かされている。中国経済は新型コロナウイルスの流行前から減速していたが、さらに大勢が失業し、習近平主席への内部不満が高まっている」「こうした場合、最も簡単な方法は外にスケープゴートを見つけ戦争を仕掛けたり、危機を作り出したりすること。台湾はおそらく、中国にとって便利なスケープゴートだ」

蔡英文総統は、総選挙で再選を決めた後の二〇二〇年一月十五日に、英ＢＢＣのインタビューを受け、「中国の圧力」と「戦争リスク」について、次のように語っていた。

「戦争がいつ起きるか、その可能性は排除できない。だから臨戦態勢で有事に備えなければならない」「軍事的な準備に加え、より重要なことは国際的な支援を得る必要がある」「台湾政府としては、北京を挑発して事態を悪化させたり、北京に攻撃の口実をつくらせないよう、挑発しない態度を貫いている」

ただ、武漢ウイルスをめぐり世界から「台湾は防疫模範国」と賞賛されていることで、習政権を〝刺激〟したとすれば皮肉だ。

フランスの日刊紙『ル・フィガロ』は三月十七日、「台湾の民主的な統治モデルは防疫に成功した。中国の中央集権的な防疫モデルへの挑戦だ」と、感染拡大を食い止めている台湾を称賛し、独裁体制の中国を非難する記事を掲載した。

〝倒習（習近平一派を倒す）〟との声

「中国の国営メディアは独立した信頼できるものだと世界に思い込ませたいのだろうが、それは違う」

北京にあるアメリカ大使館の公式ツイッターが四月二日に、「中国メディア‥ジャーナリズムかプロパガンダか」と題する中国語のメッセージを出した。

「中国共産党に都合の良い宣伝を広めるためのツールであり、従業員は共産党のために奉仕している」「中国人を管理し、世界中のメディアと世論に影響を与えようとする手段の一つに過ぎない」「習近平国家主席は、海外の技術系企業を通じてネット上で（習主席や共産党にとって都合の悪い）特定の単語を禁止し、厳しく検閲するなど、自由な発信や情報収集ができないよう締め付けを強化した」「中共政府は昨年に、世界のどの国よりも多くのジャーナリストを投獄した」

アメリカ大使館の公式ツイッターは、中国中央電視台（ＣＣＴＶ）をはじめ、複数の国営メディアを名指ししたが、これはポンペオ国務長官が三月に「我々は中国共産党に対し、報道の自由を尊重するという約束をただちに履行するよう強く求める」と語ったことと呼応する内容なのだろう。

だが、ジャーナリズムを嫌悪し、葬り、メディアを〝共産党の喉と舌〟に位置づける中国共産党はますます反撃に出た。

中国外務省の華春瑩報道官は、百人の中国人の〝御用学者〟の公開書簡として雑誌「外交学人」に掲載された内容を取り上げ、「我々は皆ウイルスの犠牲者だ」と強調し、国営メディアやツイッターのアカウントで大量に拡散したのだ。

とはいえ、苦虫を噛んでいるかもしれない。

武漢発のコロナウイルスが「中国政府の隠蔽により」パンデミックとなった今、欧米そして中国を熟知する台湾の識者や著名人らが、ますます勢いづいて自由に発信しているためだ。

その前の週には、台湾の大手新聞の一紙『中国時報』の元中国駐在記者で、現在は番組の司会なども務める鄭弘儀氏が、著名な葬儀屋の息子にインタビューした内容は、瞬く間に拡散された。

「二月下旬から中国から続々と遺体袋の注文が来たが、その頃は数百単位の注文だった。ところが最近は十万個、二十万個をしかも至急で要求される」と語ったのだ。

「個数」すなわち「死者数」ではないとしても、中国当局が「新型コロナウイルスの封じ込めに成功した」などと喧伝したことに対するカウンターアタックになったことは間違いない。

海外の中国語メディアも日々、大量の情報を配信している。《希望之声》は北京の著名な情報筋の話として、チャイナセブン（中央政治局常務委員七人）の防疫体制について「現状、確立されたワクチンはないが、新型コロナウイルスの陽性から陰性になった人の血液中には、ウイルス感染阻止能（中和能）を有する抗体がある。最高幹部は、それを優先的に注射しているはずだ」と紹介した。

陰性に戻った〝元陽性〟の血漿を献血する活動があることは事実で、そのうえで中国人権民主化運動情報センター（本部・香港）は、「この類の血漿を一般の感染者どころか、〝元陽性〟患者の家族が感染した場合も優先的に使用していない」と報告している。

また、ある引退幹部は「習近平など指導者が各地を訪れる際、地方当局は大衆俳優を段取りしている」と暴露しており、視察は〝劇場〟ということらしい。

〝倒習（習近平一派を倒す）〟との声も頻繁に聞こえる。「権力への批判精神を持つことが、知識人の社会的な責任と役割だ」と大学教授ら知識層も少なからず存在感を見せている。

「憲政を重んじる改革派」の清華大学教授の許章潤氏（二〇一九年三月停職処分）は、二〇二〇年二月に「怒った人々はもはや恐れない」を発表し軟禁状態に。中央民族大学を退職した教授の趙士林氏は「中国共産党の新型コロナウイルス流行への対応はゼロ点」「主たる責任は習近平にある」と発表した。

不動産王で、放言でも存在感を見せてきた「中国のトランプ」こと任志強氏の失踪の噂も報じられた。習主席を批判し続ける彼が注目されるのは、王岐山国家副主席（前序列六位）と北京三十五中学の同級生という間柄で長年、親しい関係にあるためだ。

二〇一二年十一月からの第一次習政権では、習近平と王岐山はタッグを組んで「トラもハエも」の反腐敗運動により、汚職官僚（すなわち敵対勢力）を刑務所に次々と送り込んできたが、その鉄腕「習王コンビ」の関係に異変が起きているのだろうか？

習主席はじめ共産党幹部らが、植樹に参加した様子が四月三日に報じられ、王岐山副主席は一カ月以上ぶりの公の場になった。だが、植樹のパフォーマンスを最高幹部が時間を割いてまですべきこととは到底思えない。

「全国でコロナウイルスを封じ込め、平常に戻った中国の「フリ」」を素直に受け止める人民はいる？　異様な映像報道にしか見えないのは私だけではないはずだ。

経済人を騙す？　マスメディアの中国経済の見通し

三月三十日、ＢＳテレ東の「日経プラス10」という番組で、某シニアエコノミストが、「新型コロナウイルスの感染拡大で、企業活動が停滞しているため、第一・四半期は大きな打撃を受けるが、感染がさらに拡大しない限り、急速に持ち直す」という見通しを出した。二日前の二十八日、中国当局が自国経済について発表した、そのままの言葉を翻訳しているようだった。

財務省と密接な（？）麻生太郎副首相ですら、「中国の数字はあてにならないからな」と発言するようになっていたのに、この楽観的かつ脳天気な情報は経済人騙しかと呆れた。

同時期、私はたまたま中国メディアに発表された自称「国を代表するビッグデータの専門家」の解析を読んでいた。彼（彼女？）は中国の大企業や国有企業が、三月下旬の時点で稼働率もかなり上がっている点を認めているうえで、失業者数を「推定五千万人から二億人」と見積もっている。文章は理路整然としていて、政府の数字を使った図表もあり、なお且つボリュームもあるので簡潔に説明しよう。

「二月末時点での工業雇用数を算出した。雇用統計は長い間縮小傾向を示している。全体のデータは二〇一四年の七千八百二十万人から縮小を始めている。二〇一九年時点では、五千九百七十万人に縮小し、年間平均で三百七十万人が縮小している。二〇二〇年最初の二カ月は経済の強制停止の影響により、四百九十五万人が縮小し、前年よりも大幅に減少した」

「最も厄介なのは、民間企業はこの二カ月で二百六十六万人の雇用が縮小した。この段階では数字が少ないように見えるのだが、利益がなければ雇用の維持はできない。二〇二〇年一月から二月にかけて、中国の工業、企業の利益は四二％減少し、民間企業は四二％、外資系企業は五五％、国有企業は三四％縮小している。最先端技術を主な製品とする外資系企業は割合的にも大きな影響を受けている。もちろんこれは生産能力を自国に移転する決定にも関係する」

「アメリカの三百三十万人の失業者（三月の段階）は業界全体での失業者だが、それに対して、中国では個々の業界で約五百万人規模の失業者がすでにいる。

これから仕事を再開できる状況にない場合は、キャッシュフローが断ち切られるため、生き残ることはできない。とすれば、これら約二億人は仕事の再開が可能かどうか？　もし再開できるとしても半分ぐらいだろう。以上、五千万人から二億人という数字を割り出した」

日本の某シニアエコノミストが番組でご披露したように、「感染がさらに拡大しない限り急速に持ち直す」というヨミはお花畑では？　アメリカの政策も脱中国に舵を切り、オーストラリア、欧州連合にもその動きがある。ブレクジットしたイギリスもそうだ（第四章のラストに書いた）。なにより、ウイルス地帯の中国で事業拡大をしようとする、死をも恐れない経営者はどれほどいるのか？　中学生だってわかるレベルの話だ。

しかも誰もが暢気に「ソーシャル・ディスタンス」を唱えている。たとえば居酒屋を久々に再開させても、売り上げを取り戻すべく一二〇%に伸ばせないどころか、過去と比較しても、当分はマックスで三〇%から四〇%の売り上げしか出せない。真実を伝えるべきテレビや新聞が、中国共産党政府のプロパガンダの片棒を担いでいる。罪の意識はないのだろうか?

もう一つ、私は四月初め頃からか、脳裏でぐるぐる考えていることがあった。武漢のウイルスと日本に入ってきているウイルスは「殺人レベル度」が随分と違うのではないか、ということだった。武漢のパニックの様子と続くイタリア北部の感染率と死亡割合をタイムリーに知った頃は、「武漢ウイルス=殺人ウイルス」と警戒を強めた。だが情報をかき集めていくなかで、識者や情報機関は、コロナウイルスが六、七種類あると記しており、少なくともイタリアと日本に入っている「武漢ウイルス」はかなり違うのではないかと。

日本は、ウイルスが怖い(潜在意識のなかで恐怖を煽《あお》られる)→ステイホーム(経済活動を優しいスローガンで自粛させる。「陽性になったら周囲に迷惑をかける、恥ずかしい」と考え、ルールを順守する日本人だから)→テレワーク、ソーシャル・ディスタンス(経済の弱体化、企業と被雇用者はじめ人間関係の切り離し)→企業倒産や大量解雇(失職)、中小企業の経営者らの自殺増といった流れで、抜本的な変革を促される謀略のなかにあるのではないか、と考えている。

疫病学者らは、「日本は防疫で優等生だったが、感染の第二波もある」と語っているが、それよりも恐ろしい「何か」で「恐怖」はより植えつけられるのだろう。中国発の大恐慌による余波もあるはずだ。

すなわち、七十余年前に二カ所に原爆を投下され、「大量に殺された」敗戦国の日本にはならないが、新たな百年の時代を始めていくにあたって、二〇二〇年から今後数年間は、真綿で首を絞められたまま「薄っすらとしか見えないトンネルを歩く日本」という「戦時下」に突入するのではないかと。

半世紀前に始まった〝キッシンジャーの呪縛〟

第二章の冒頭で説明した通り、日中の間には、一方的な「日中記者交換協定」の存在があり、日本のマスメディアは中国側が条件とする「政治三原則」を後生大事にしている。韓国や北朝鮮の（どうでもいい内容の）報道と比べ、台湾に関する報道は限定的で、台湾に親しみを感じる日本人はとても多いが、中華民国が何なのか、二千三百万人の台湾住民が国際社会から差別を受けていることについてはきちんと理解していない。

何よりも、アメリカ政府による「一つの中国」の解釈と、中国政府の「一つの中国」、そして台湾の中国国民党が主張する「一つの中国」は同じではない。

さらに言及すれば、民進党は、「一つの中国の原則を堅持しつつ、その意味の解釈は双方で異なることを一九九二年の会議で確認し合った」とされる中共政府と中国国民党が用いる「九二年コンセンサス（九二共識）」の存在を認めていない。

ここで、半世紀前の出来事に戻ろう。

ヘンリー・キッシンジャー元国務長官は、リチャード・ニクソン大統領の密使として一九七一年に中国を二度極秘訪問し、米中和解の道筋をつけた超大物として知られる。支那事変（日中戦争）以前から、米中のネットワークは改宗ユダヤ人（新キリスト教徒）と宋三姉妹に代表される客家人との関係が深い。

ドイツ出身のユダヤ系アメリカ移民一世のキッシンジャー氏と、英語も達者な客家人の陳香梅氏（一九二五―二〇一八年三月）はニクソン氏を含め当時、とても緊密な関係にあった。陳氏のクリスチャンネームは、アンナ・シェンノート。米義勇軍のフライング・タイガー（飛虎隊）を指揮したクレア・L・シェンノート将軍の寡婦である。

陳氏はホワイトハウスで働く華人第一号で、しかもジョン・F・ケネディ大統領の最晩年の一九六三年以降、ビル・クリントン大統領までの歴代大統領八名（民主党・共和党政権）において、米中関係の顧問を務めている。

キッシンジャー氏は、ディープステートの中核ファミリー、ロックフェラー家の代理人になっていたようだ。この周辺の内容は、脱線してしまうので本書では割愛する。

一九七一年にキッシンジャー特別補佐官が密使として中国に訪れた、その際の周恩来首相との会談内容が、ニクソン訪中から三十年目の二〇〇二年二月、ジョージ・W・ブッシュ大統領時代に公開された極秘文書によって明らかになった。

産経新聞によるスクープだった。

当時のマスメディアは「台湾問題についてはほとんど話し合われなかった」と報じていたが、機密文書からわかったことは、周恩来首相とキッシンジャー氏が行った会談は、冒頭の二時間以上が「台湾問題」に費やされていた。

さらに、「台湾が中国と別の国として独立することを認めない」と明言し、「いずれ中国と台湾が統合されることが望ましい」と述べ、「一つの中国」原則の主要部分を、キッシンジャー氏が、米大統領補佐官の分際で認めてしまったのだ。

ニクソン大統領の訪中の理由も「対ソ戦略で中国と手を組む」とマスメディアは報じた。そして、翌年一九七二年に米中共同声明を発表……。実のところ「ベトナム戦争の泥沼から脱するため」ニクソン大統領にとって、中国との国交樹立が不可欠だったことが三十年を経て判明した。

一方、日本は田中角栄首相と大平正芳外相、周恩来首相と姫鵬飛外相らの間で、先んじて一九七二年九月、日中共同声明に署名をする。肝心要の台湾（中華民国）との関係については未処理のまま……。アメリカは政府内と米国民の世論からは、共産党が統治する独裁政権国家への反発が大きく、民主党のジミー・カーター政権時代の一九七九年一月にようやく国交を締結した。

この周恩来首相との会談内容が、アメリカの対中外交を束縛する〝キッシンジャーの呪縛〟となってズルズルきた。

ところが、トランプ政権は見事にこの〝呪縛〟から脱したのだ。

FOXが伝えるトランプ政権の新潮流

二〇一六年十一月、安倍晋三首相とドナルド・トランプ次期大統領がNYの自宅で会った。その翌日、娘イヴァンカ氏の夫で大統領上級顧問への起用が決まった娘婿クシュナー氏らが面談したのは以下の長老二人だった。

一人は、「二十一世紀ＦＯＸ」の創業者で〝世界のメディア王〟の異名を持つルパート・マードック氏である。

米大統領選挙中、ＣＮＮはクリントン支持を鮮明にするのみならず「反トランプ運動」を扇動してきた。そのため、保守系からは「コミンテルン・ニュース・ネットワーク」「クリントン・ニュース・ネットワーク」と揶揄されてきたが、一方のマードック傘下のＦＯＸテレビは朝昼晩のニュースでトランプ陣営を「偏向せず」報じてきた。

トランプ候補は「敵はヒラリー候補ではなくメディア」と言い放ち、反トランプ運動に終始してきたメディアを、「最も低俗な生命体」と罵倒していた。すなわち、マードック会長は、トランプ家の〝例外〟だったことがわかる。

そしてもう一人が、前出のヘンリー・キッシンジャー元国務長官だった。

クシュナー次期大統領上級顧問らと面談した二週間後、九十三歳の長老キッシンジャー氏は、自ら北京へ出向き、習近平国家主席と人民大会堂で十二月二日に非公開の会談を行った。米中国交樹立（一九七九年一月）以来から今日まで続いた対中政策を踏襲しない、トランプ次期大統領の爆弾発言が世界に垂れ流される前に、習主席に直接伝えるためか、「慌てて」訪中したと私は考えた。

会談後には、キッシンジャー氏が、「米中関係を平穏に移行させ、新たな出発点から安定した発展を継続させたい」と述べたことが報じられた。

その同日、トランプ次期大統領は、台湾の蔡英文総統から当選祝いの電話を受けたことをツイートする。その際、蔡総統を「台湾総統(The President of Taiwan)」と記した。

さらに、マードック氏のFOXテレビの番組(二〇一六年十二月十一日放送)に出演したトランプ次期大統領は、「一つの中国の原則に、なぜ我々が縛られなければならないのか?」と疑問を呈したのだ。

二〇一六年十二月、私は翌年から船出するトランプ政権下で「FOXテレビとトランプ大統領の連動」「台湾政策の大転換」「世界が百年に一度の大転換期に突入」を直感(解析)した。

そして、私のこれらの予感は見事に的中した(自画自賛、笑)。

アメリカの支持で「台湾国」建国に向かう

二〇一七年十二月、トランプ大統領は米海軍の艦船を台湾の港に定期的に寄港させることなどを盛り込む、「二〇一八年国防授権法案」に署名。二〇一八年三月には、アメリカすべてのレベルの政府関係者による、台湾訪問および対等な行政レベルにある台湾の政府関係者への訪問を解禁する「台湾旅行法」に署名した。

二〇一八年六月には、アメリカ在台協会（ＡＩＴ）の新庁舎（台北市内湖）の落成式も盛大に行われ、米台関係における「一里塚」と位置づけられた。

さらに同年の大みそかには、アジア諸国との安全保障や経済面での包括的な協力強化を盛り込んだ「アジア再保証推進法」にも大統領は署名した。同法は、台湾への防衛装備品の売却推進などが盛り込まれている。

二〇一九年七月には、台湾への武器売却計画を米国務省が承認したことが報じられた。戦車やミサイルをはじめとする、総額二十二億ドル（約二千四百億円）相当の武器が台湾へ売却される計画が公になったのだ。

武漢ウイルスの被害が全世界に拡大する最中の二〇二〇年三月には、台湾の国家承認を各国に促すこと、並びに台湾との非政府間交流を各国に促すことなどを盛り込んだ台湾同盟国際保護強化イニシアチブ法案（Taiwan Allies International Protection and Enhancement Initiative Act）が全会一致で可決し、大統領が署名した。

習主席は二〇一九年一月二日、「台湾同胞に告げる書」発表四十周年記念大会で演説した際、四十五回「統一」に言及し、祖国統一の最善の方法は「一国二制度」だと強調した。だが、事実上その夢はトランプ政権によって壊された。

特筆すべきは、対台湾政策においては共和党・民主党の「オール・アメリカ」で臨んでいる。中国国民党の蔣介石軍が台湾へ逃げ込み、台湾人には不本意な「中華民国」との仮面をかぶってきたが、「台湾国」建国への階段を着々と上っている。

中共政府はこれまで、スパイを世界に大量に送り込み、異国の政治すら意のままに管理監督してきた。それはひとえに、「北京が世界を支配する世界」に変える目的のため。

だが、米英を軸とするファイブアイズ（アメリカ・イギリス・カナダ・オーストラリア・ニュージーランド）、欧州連合（ＥＵ）の主要国に、中国共産党とその工作は警戒どころか破壊の対象となったのだ。

中共政府が台湾を「一国二制度」に組み込みたいのであれば、戦争で勝利して「取る」しかない。何より一瞬たりとも、台湾を統治したことがないのだ。

台湾の存在を世界に知らせたコロナ禍とＷＨＯ

「ＷＨＯの年次総会や国連関係の会議に、台湾のオブザーバー参加を支援するよう、すべての国に訴える。WHOのテドロス・アダノム事務局長に対し、台湾を年次総会に招待するよう要請した」

ポンペオ米国務長官は五月六日、記者会見でこう語った。コロナ禍のなか、WHO年次総会が五月十八日から、テレビ会議方式で開催される予定だった。

ポンペオ氏は、この会議に「世界一の防疫先進国」である台湾の参加を支持するよう、世界各国に呼び掛けるとともに〝赤い〟テドロス事務局長を牽制した。

米議会にて全会一致で可決された「台湾同盟国際保護強化イニシアチブ法案」を提案した議員の一人、共和党のジョン・カーティス下院議員も、それ以前から「台湾の伝染病予防はとても良好で、世界の国々の模範に値する。アメリカはTAIPEI法に基づき、WHO年次総会に台湾を参加させる」と語っていた。

台湾疾病管理局（CDC）が、新型コロナウイルスを知った発端について、四月十五日のラジオ・フリー・アジア（RFA）他が報じている。台湾の伝染病予防医の一人が、PTT（台湾で最大規模のネット掲示板）で武漢市保健衛生委員会が病院に対し、「原因不明の肺炎患者に対する治療を強化するよう」要請した緊急通知を見つけたこと。そして、武漢市中心医院の李文亮眼科医（二月七日死亡）が、同時期からSARSの症例が七例あるとWeChat（微信）でアップしていたのを確認したことがきっかけだった。そこで、台湾当局が急ぎ、十二月末にＷＨＯに通達していた件は、すでに第二章で紹介した通りである。

台湾は「中華台北」の名義で、二〇〇九年から二〇一六年にＷＨＯ年次総会に招かれたが、香港出身のマーガレット・チャン氏が事務局長時代の二〇一一年五月、ＷＨＯが内部文書に、台湾を「中国台湾省」と表記したため、台湾はＷＨＯに正式抗議したことが報じられた。蔡英文総統が就任後の二〇一七年五月からは、中共政府の反対でオブザーバー参加はできなくなった。寄付の申し出すら複数回、拒絶されている。

中共政府は、このように台湾を国際社会から徹底的に排除しながら、台湾の「引き寄せ工作」にも余念がない。中国で台湾政策を担う国務院（政府）台湾事務弁公室と国家発展改革委員会などが五月十五日には「誘台十一条（＝台湾を誘う十一条）」の導入を発表した。

「十一条」には、「台湾企業を中国国内市場に拡大すること」「税制優遇措置を実施するよう指導すること」などが含まれる。民進党の王定宇議員は自身のＳＮＳで、「『十一条』は、台湾の資本、人材、技術を中国が奪う政策である。台湾を優遇するなどウソだ」と非難し、「台湾経済部（省）は、米中貿易戦争と武漢ウイルス発生後、世界の多くの工場が中国から移転し、サプライチェーンのリスクを分散させるよう要求している。

グローバル企業の『Ａｎｙｗｈｅｒｅ Ｂｕｔ Ｃｈｉｎａ（＝中国ではなく、どこでも）』、ＡＢＣの流れが顕著なのだ！」と記した。

これと合致するように、半導体受託生産の世界最大手・台湾積体電路製造（ＴＳＭＣ）が同日、米アリゾナ州にアメリカで二番目の工場をつくることを発表。さらに、中国通信機器大手のファーウェイ（華為技術）からの新規受注もストップすることが報じられた。

欧州連合外務・安全保障政策上級代表が中国の「誇大宣伝」を戒め

「台湾のオブザーバー参加を支援するように」とのポンペオ国務長官の世界への呼びかけに対し、中国国務院（政府）台湾事務弁公室の馬暁光報道官は翌日の五月七日、「最近、民進党と台湾独立を企てる分離主義勢力は、新型コロナウイルスの流行に便乗して、ＷＨＯの問題への台湾の関与を誇大宣伝し、『一つの中国』の原則に挑戦している」と反発した。

もちろん、アメリカが一歩も引くわけはなかった。上下両院外交委員会の幹部らは五月八日、日本を含む五十五カ国の政府に書簡を送った。書簡には、「我々は貴国政府に対し、アメリカとその他の国のように、台湾を排除する中国の『国際組織外での行為』を終わらせるよう要請する」という一文が含まれていた。

台湾外交部の欧江安報道官は五月九日、アメリカへの深い謝意を示した。

そして、私は「国際組織外での行為」が暗に何を示すのかを考えた。

一月下旬以降、中欧チェコの有力政治家の身に起きた悲劇が世界中に駆け巡っていた。

台湾訪問を二月に予定していたヤロスラフ・クベラ上院議長が一月二十日、心臓発作で急逝した事件である。クベラ氏急死と中国の関係については、ロイター（日本語版）も二月十九日、「中国がチェコ企業への報復示唆、高官の台湾訪問巡り」とのタイトルで報じている。

在チェコ中国大使館が一月十日付で、チェコ大統領府に送った書簡には、「中国に経済的利益を持つチェコ企業は、クベラ上院議長の台湾訪問の代償を払わなければならなくなるだろう」と記されていたという。具体的な企業名も記されていた。公然なる脅迫としか言いようがない。クベラ上院議員の未亡人と娘が国営テレビの番組に出演し、「夫は中国政府に脅迫されていて、そのストレスが急死の引き金になった」と衝撃的な告白もしている。

ＷＨＯ年次総会の直前の五月十六日には、元欧州議会議長・欧州大学院の元総長で、欧州連合外務・安全保障政策上級代表のジョセップ・ボレル氏が、ドイツの日刊紙『フランクフルター・アルゲマイネ・ツァイトゥング』に、「中国との関係における信頼と相互利益」という、以下の寄稿を発表した。

「中国の病院が大変な負担を負っている最中、ＥＵは大規模な支援を提供してきたが、この事実をあまり宣伝しようとはしなかった。中国はその後、欧州に医療機器を送ったが、それを世界に知らしめようとした。お互いを助け合い、団結しなくてはならない時、援助から政治的何かを獲得することを避けるべきだ」

中国の「誇大宣伝」への戒めであり、欧州人らしいシニカルな非難ともいえる。

欧州で発行部数が最多のドイツの週刊誌『デア・シュピーゲル』もＷＨＯ年次総会を前に、こんな記事を出していた。

「習近平国家主席が一月二十一日、ＷＨＯテドロス事務局長と行った電話会談で、武漢のウイルスのヒト感染に関する情報と、パンデミックへの警告の公表を延期するよう組織に要請した」

「ドイツ連邦情報局は、『中国の情報が不透明なため、世界中が四週間から六週間、ウイルス対策の時間を失ったと推定している』との見解を発表した」

脱メルケルを目前に「新生ドイツ」へと助走を始めたのだろうか?

親中派でWHOをかばう発言も目立つアンゲラ・メルケル首相は、二〇二一年の首相の任期満了を前に、引退を表明している。首相は二〇二〇年一月、ベルリンのアメリカン・アカデミーから、「欧米関係の改善に貢献した」としてヘンリー・A・キッシンジャー賞を授与された。彼女の引退への花道にはぴったりの賞だ!

「国際社会の勝利」とキーワードは「透明」

「公平で、独立的で、包括的であること。新型コロナウイルスに関する『独立した調査』の開始を求める動議草案で、われわれはこの三つを強調してきた」

WHO年次総会初日の五月十八日、オーストラリアのマリーズ・ペイン外相は、シドニーで記者団にこう語った。肝いりの動議を、欧州連合とイギリス、日本、ロシア、カナダに加え、アジアやアフリカ諸国など百二十二カ国が支持したことに、歓迎の意を表した。

米英を中核に情報諜報機関が連携する「ファイブアイズ」の一国オーストラリアは、早い時期から武漢ウイルスの起源と初動対応、パンデミックに関する「独立した調査」

の必要性について声を上げてきた。

なかでもペイン外相は、中国政府に対して「政治的な操縦だ」と主張してきた。

ＥＵが起草する動議とも内容の調整を続けてきたことから、ペイン外相は「決議は、我々が開始した対話の重要な部分であり、ＥＵ加盟国とここ数週間の交渉に関わった多くの草稿者の努力に大変感謝している」と述べ、世界的な支持の高まりを、「国際社会の勝利」と表現した。

案の定、中国はオーストラリアに報復を仕掛けた。商務省が「火曜日（十九日）から、オーストラリアの大麦に八〇・五％の関税を課す」と発表したのだ。オーストラリアは、このレベルの恫喝は想定済みだったのだろう。デービッド・リトルプラウド農業・水資源大臣は同日、「（中国の対応に）判断を下す審判を求めて、世界貿易機関（ＷＴＯ）に訴えることを検討する。我々にはその権利がある」と述べた。

台湾のオブザーバー参加で勝利を収められなかった状況含め、振り上げた拳を下すつもりもないホワイトハウス、そしてトランプ大統領は、五月十八日、ＷＨＯのテドロス事務局長に、「（一連の対応は）中国寄りだ」「三十日以内に改善できなければ資金拠出の恒久的停止や、ＷＨＯ脱退を検討する」と最終通告した。

ＷＨＯ総会は十九日、新型コロナウイルスへの対応などについて独立した検証作業を実施することを求める決議案を採択して閉幕した。

オーストラリアの外務大臣が発した「国際社会の勝利」が意味するものは何か。

「自由と民主」「法の下の平等」「人権」を価値とする国家、世界の代表者らが話し合いで決めることの大切さの勝利。ハッキリ言えば「中国のマネー工作＝唯物的かつ非民主的手段の敗訴」である。

もう一つ、私がこの数カ月、世界のマスメディアを読み続け、そして識者の発言を聞き続けるなかで、新たなキーワードにも気づいた。

「透明（性）」である。

ＷＨＯ年次総会でも多用されていた。

アメリカのアレックス・アザー米厚生長官は、「少なくとも一つのＷＨＯ加盟国が、新型コロナ発生の隠蔽を試みたことは明白で、透明性という義務をあざ笑った」と、名指しはせず中国を批判した。

これに対し、中国の馬暁偉国家衛生健康委員会主任が「透明性があり責任ある姿勢で、発生の通知やウイルスの遺伝子の情報を共有するなどして国際社会と協力してきた」とアメリカなどの主張に真っ向から反論した。

締めくくりのテドロス事務局長の挨拶は、「ＷＨＯは、透明性の確保や説明する責任を果たすこと、それに改善を続けることを約束する」だった。

「透明性」を担保しながら現状、ほぼ書ききったつもりの、私も本書の最後にこう書き記したい。

二〇二〇年五月のＷＨＯ年次総会は、ＷＨＯとともにウイルスの起源、ウイルスの正体、感染・死者状況について透明性がない中国と習近平政権の意のままには動かなかった。

そして、トランプ大統領は五月二十九日、ＷＨＯからの脱退を表明した。

おわりに——二〇一九年夏、すでに起きていたのか？

武漢ウイルスとの奮闘から四カ月強。新刊を上梓《じょうし》するための私の執筆作業は終了し、「武漢ウイルスの正体」を追究するノンフィクション作品をひとまず終えた——と、少しホッとした気分になっていた矢先に、アメリカのＡＢＣニュースが六月八日に報じた内容に目が吸い寄せられてしまいました。

それは、「Satellite data suggests coronavirus may have hit China earlier: Researchers（衛星データは、コロナウイルスが以前に中国を襲った可能性を示唆している：研究者）」というタイトルで、ハーバード大学医学部のジョン・ブラウンスタイン（John Brownstein）教授の研究チームが発表した調査結果でした。

二〇一八年十月と二〇一九年十月の「商業衛星画像」を分析し、二〇一九年夏の終わりから秋にかけて、武漢市の五ヵ所の主要な病院の周辺で交通量が大幅に急増していた、というのです。

武漢科技大学付属天祐医院の駐車場の二〇一九年十月の車両数は、二〇一八年同月と比べて六七％も多かったこと。華中科技大学同済医学院付属の湖北省婦幼保健院の交通量も、二〇一九年九月にピークを記録したこと。さらに、同時期に中国の検索エンジン「百度（バイドゥ）」において、「咳」「下痢」などのキーワードで検索する回数が激増していること。これらは後の「武漢肺炎」の典型的な症状だと認識されるものであること、などです。

ブラウンスタイン教授は、ボストン小児病院のイノベーション最高責任者で医療センターの計算疫学研究所の所長も務めています。ということで、ボストン大学とボストン小児病院の研究者を含む研究チームが、「呼吸器疾患は、地域で特定のタイプの行動につながる」「行動パターンを示す写真は、患者が当時よりもっと広範な問題に気づいていなくても、何が起きているかを説明するのに役立つ」との視点で一カ月以上を費やした調査・分析とのことでした。

研究チームの長であるブラウンスタイン教授は、この度の分析は「状況証拠」であることを認めたうえで、「研究が新型コロナウイルスの起源の謎のなかで、重要かつ新しいデータポイントになった」と語り、「（二〇一九年）十月に何かが起こっていた」「明らかに、新型コロナウイルス大流行の始まりとして特定された（十二月）以前から、ある程度の社会的混乱が起きていた」と総括しています。

本文中でも触れましたが、私は武漢ウイルスをさまざまな角度から追究していくなかで、十二月というより、「もっと以前から漏れていたのでは？」と考えていました。日本でも昨秋、「なかなか治らない不可解な肺炎が流行っている」と医師が語っていたことを聞いていました。さらに、昨秋から顕著に増えていた死因が「肺炎による死」だったことも葬儀関係者からのオフレコ話として教えてもらっていました。

武漢市には約二百社の日本企業が進出しており、人々の往来は頻繁だったのです。ならば、日本にも同時期、武漢ウイルスが入ってきていた可能性は捨てきれません。

さて、私はブラウンスタイン教授の研究チームが選んだ武漢市の五つの主要病院——①天祐医院②湖北省婦幼保健院③武漢大学中南医院④武漢中心医院⑤武漢協和医院——を、いつもの通りグーグルマップで確認してみました。

まず、①④⑤は本書で名前が登場する病院です。そして①②③は同市に二ヵ所ある「中国科学院武漢病毒（ウイルス）研究所」のなかの「新しいラボ」ではなく、長江の東側、武昌区にある「古いラボ」に極めて近い場所にある病院です。

とすると、武昌区にある「古いラボ」が発生源⁉

ノンフィクション作家としての私の追究は、読者の皆さまが求めてくださる限り、まだまだ続きそうです（笑）。

二〇二〇年六月十一日

河添恵子

河添恵子（かわそえ・けいこ）
ノンフィクション作家。一般社団法人美し国なでしこオピニオンの会顧問。1963年千葉県松戸市生まれ。名古屋市立女子短期大学卒業後、1986年より北京外国語学院、1987年より遼寧師範大学（大連）へ留学。2010年の『中国人の世界乗っ取り計画』（産経新聞出版）はAmazon〈中国〉〈社会学概論〉の２部門で半年以上、１位を記録。その他、『米中新冷戦の正体』（馬渕睦夫氏との共著）（ワニブックス）はAmazonの〈中国の地理・地域研究〉で１位、『中国・中国人の品性』（宮崎正弘氏との共著）（WAC BUNKO）はAmazonの〈中国〉で１位、『トランプが中国の夢を終わらせる』（ワニブックス）、『豹変した中国人がアメリカをボロボロにした』（産経新聞出版）、『世界はこれほど日本が好き　№1親日国・ポーランドが教えてくれた「美しい日本人」』（祥伝社黄金文庫）、学研の世界の学校関連図鑑（47冊）など。報道番組でのコメンテーターとしての出演も多数。ネットＴＶ（林原チャンネル・チャンネル桜）にレギュラー出演中。近著『世界は「習近平中国」の崩壊を望んでいる』（WAC BUNKO）。

習近平《しゅうきんぺい》が隠蔽《いんぺい》したコロナの正体《しょうたい》
それは生物兵器《せいぶつへいき》だった!?

2020年７月26日　初版発行
2023年５月27日　第４刷

著　者　河添 恵子

発行者　鈴木 隆一

発行所　ワック株式会社

東京都千代田区五番町 4-5　五番町コスモビル　〒102-0076
電話　03-5226-7622
http://web-wac.co.jp/

印刷製本　大日本印刷株式会社

ISBN978-4-89831-822-5

好評既刊

中国・韓国の正体
異民族がつくった歴史の真実
宮脇淳子

B-293

数多の民族が興亡を繰り返すシナ、停滞の五百年が無為に過ぎた半島。異民族の抹殺と世界制覇を謀る「極悪国家」中国、「妖魔悪鬼の国」韓国はこうして生まれた！

本体価格九二〇円

中国・中国人の品性
宮崎正弘・河添恵子

B-262

「躾」「忖度」「惻隠の情」「羞恥心」「反省」という「ことば」のない国。長年の共産党独裁政権によって、民度・マナー・モラルがさらに低下！ 習近平政体制は末期的症状だ。

本体価格九二〇円

韓国人ユーチューバー・WWUK
韓国人のボクが「反日洗脳」から解放された理由
WWUK《ウォーク》

B-315

韓国生まれの生粋の韓国青年が「親日派」になった理由を全告白。僕はなぜ「韓国」を捨てて「日本人」になりたいのか。「反日種族主義」を撃破する画期的な日韓比較論。

本体価格九〇〇円

好評既刊

危うい国・日本

百田尚樹・江崎道朗

日本を危機に陥れようとしている「デュープス」をご存じですか（百田尚樹）。インテリジェンス・情報機関の重要性を知ってください（江崎道朗）——論客が日本の危機を論じる。　本体価格一四〇〇円

ならず者国家・習近平中国の自壊が始まった！

宮崎正弘・石平

B-320

武漢ウイルス後の中国と世界はこうなる！　最強のチャイナウォッチャーが読み解く断末魔の中国。習近平はコロナウイルスを世界に撒き散らし失脚するだろう……。　本体価格九〇〇円

覇権・監視国家——世界は「習近平中国」の崩壊を望んでいる

河添恵子

B-316

中共政権は21世紀のナチス（チャイナチ）だ！コロナウイルス騒動で中共一党独裁は崩壊するのか？　オーウェルが危惧した「１９８４」的な世界支配を企む中華帝国。　本体価格九〇〇円

http://web-wac.co.jp/